Eva Schwenk

Fehldiagnose Rechtsstaat

AF192348

Eva Schwenk

Fehldiagnose Rechtsstaat

Die ungezählten Psychiatrieopfer

© 2004 Eva Schwenk
Herstellung und Verlag: Books on Demand GmbH, Norderstedt
ISBN 3-8334-1526-6

Inhalt

Weil ich so viele Schwache zertreten sehe, zweifle ich
sehr an der Echtheit von vielem, was man Fortschritt und
Bildung nennt. Ich glaube schon an Bildung, selbst in dieser
Zeit, doch allein an jene Art, die auf wirkliche Menschen-
liebe gegründet ist. Was Menschenleben kostet, finde ich
barbarisch und das respektiere ich nicht.

Vincent van Gogh

Einleitung

Wenn man krank ist und zum Arzt geht, werden einem in der Regel Medikamente verschrieben, die zur Behandlung der diagnostizierten Erkrankung entwickelt worden sind. In der Psychiatrie ist das anders, denn Psychiater gehen umgekehrt vor. Sie diagnostizieren die Erkrankung, für die es Psychopharmaka gibt. Das heißt: Wenn man Bauchschmerzen hat, trinkt man Kamillentee. In der Psychiatrie bekommt man Kamillentee und hat deshalb Bauchschmerzen zu haben.

„Lächerlich, blödsinnig, irre ..." wären Beschreibungen, die einem einfallen würden, wenn es sich um Kamillentee und Bauchschmerzen handeln würde. In der Psychiatrie geht es aber um Medikamente, die in den Hirnstoffwechsel eingreifen, und um die schweren geistig-seelischen Störungen, die Psychosen. Patienten haben eine Psychose zu haben, weil man diese medikamentieren darf. „Unglaublich, verbrecherisch, gefährlich, nicht auszudenken ..." wären Beschreibungen, die einem einfallen würden, wenn dem wirklich so wäre. Doch so kann es nicht sein. Warum sollte es auch so sein. Es würde jemandem auffallen. Psychiatrie ist öffentlich. Dort gehen Angehörige und Freunde der Kranken ein und aus, Richter, gesetzliche Betreuer, Seelsorger, Rechtsanwälte, Politiker in Besuchskommissionen, und, und, und.

Das Buch beschreibt die unglaubliche Praxis einer psychiatrischen Klinik, eine unglaubliche Rechtsprechung, ein unglaubliches Handeln politisch Verantwortlicher und das Totschweigen all dessen durch die Medien.

I

„Ja, man kann es sich vorstellen, dass es in der Psychiatrie Opfer gibt, dass dort nicht alles mit rechten Dingen zugeht. Aber was soll man tun mit Menschen, die selbst nicht mehr wissen, was sie tun, die ihre Besinnungskraft verloren haben, die dem Wahnsinn verfallen sind. Man muss sich vor ihnen schützen, und man muss sie vor sich selbst schützen. Das wirre Reden, die plötzlichen Wutanfälle, der irre Blick. Man hat doch Angst und weiß nicht, wie sie reagieren. Hier ganz in der Nähe hat ein 30-jähriger Schizophrener eine 88-jährige hilflose Frau umgebracht, nur weil er nicht verstanden hat, was sie ihm antwortete. Sie sind eben unberechenbar, die psychisch Kranken."

„Von diesem Fall habe ich auch gehört. Aber später hat sich doch herausgestellt, dass der Mann gar nicht schizophren war und ist. Zufällig habe ich das Gerichtsurteil lesen können."
Michael Sch. macht den Realschulabschluss, eine Lehre als Industrie-Elektriker und geht 15 Monate zur Bundeswehr. Im Alter von 20 Jahren heiratet er, weil eine Tochter unterwegs ist. Gegenüber seiner Frau ist er gewalttätig. Als diese zunehmend Angst vor ihm bekommt und nach sechs Jahren die Scheidung einreicht, lässt er sich erstmals freiwillig in eine psychiatrische Klinik einweisen, die Landesnervenklinik. Dort bleibt er zunächst für drei Wochen, kurz darauf noch einmal acht. Die Ärzte diagnostizieren eine paranoid halluzinatori-sche Schizophrenie und verordnen ihm Medikamente zur Behandlung dieser Erkrankung. Ein Jahr später wirft ihn die neue Freundin, mit der er seit der Scheidung zusammenge-wesen ist, aus der gemeinsamen Wohnung. Er hat auch sie

misshandelt und mit einem Messer bedroht. Michael Sch. ist obdachlos und lässt sich wieder in die psychiatrische Klinik einweisen, diesmal für drei Monate, bis die Klinik ihm ein Zimmer in einer Wohngruppe für psychisch Kranke besorgt hat. Kurze Zeit besucht er eine psychiatrische Tagesklinik. Er stellt einen Antrag auf Erwerbsunfähigkeitsrente, der aufgrund der Diagnose einer paranoid halluzinatorischen Schizophrenie problemlos durchgeht. Im Alter von 28 Jahren ist Michael Sch., mit einer Rente von rund 700 EUR monatlich, finanziell versorgt. Er zieht aus der Wohngruppe aus, mietet ein Appartement, ohne jedoch die Miete zu zahlen, und lebt in den Tag hinein. Gelegentlich geht er aus, gelegentlich betrinkt er sich oder konsumiert Cannabis. Wenn er unterwegs ist, hat er ein Butterfly-Messer dabei, um bei möglichen „Problemen" gewappnet zu sein. Er beschäftigt sich mit Computerspielen, mit Horror- und Gewaltvideos, wobei er in Anwesenheit eines Freundes einmal äußert: „Ah, man könnte auch mal einen wegmachen." Dazu kommt es dann an Pfingsten 1999, vier Jahre nach dem ersten seiner insgesamt sieben stationären Aufenthalte in der psychiatrischen Klinik.

Am Abend des 22. Mai 1999 beschließt Michael Sch. „mal richtig die Sau rauszulassen", zu tanzen, zu trinken und zu feiern. Bis morgens um sechs Uhr ist er mit Freunden auf einer Party. Betrunken ist er nicht, als er geht, aber angeheitert. Zu Hause legt er sich kurz ins Bett, will dann aber doch noch einen „Frühschoppen" zu sich nehmen und macht sich auf die Suche nach einer schon oder noch geöffneten Kneipe. Katharina O. steht, gestützt auf eine Gehhilfe und gekennzeichnet durch eine Schüttellähmung, im geöffneten Fenster ihres Schlafzimmers, als Michael Sch. vorbeikommt und sie grüßt. Die alte Frau grüßt zurück. Als er sie dann noch nach der Uhrzeit fragt, murmelt sie etwas vor sich hin, was er nicht versteht, und verschwindet in ihrer Wohnung. Das verärgert Michael Sch. Er schaut sich um, ob jemand in der Nähe ist, und steigt durch das geöffnete Schlafzimmerfenster in die Wohnung ein. Auf Katharina O. trifft er im Wohnzimmer. Sie schreit, und er haut „der Alten aufs Maul". Mit der Faust oder einer Vase schlägt er ihr mit einer derartigen Wucht ins Gesicht, dass der linke Augapfel durch den Augenhintergrund in die Schädelhöhle getrieben wird. Katharina O. schreit immer noch und so sticht er ihr mit seinem Butterfly-Messer in das Herz, in den Hals, in den Oberarm, in die Lunge. Es erstaunt Michael Sch., wie lange die Frau braucht, um zu sterben. Als sie tot ist, überlegt er kurz, dann schaut er sich bei der *günstigen Gelegenheit* nach Gegenständen in der Wohnung um, die er eventuell gebrauchen kann. Einen Wecker steckt er ein, Wurst und Käse aus dem Kühlschrank, ein Funktelefon. Michael Sch. verlässt die Wohnung durch die Wohnungstür, mit Strickjacken der Katharina O. umhüllt, um nicht gleich erkannt zu werden. Zu Hause angekommen, legt er sich ins Bett und schläft bis abends. Dann wäscht er das Blut von seinen Händen und dem Messer. Einem Freund leiht er es aus, mit dem Hinweis, das Messer sei „heiß", und wirft es in den Hausmüll, als er es zurückerhält. Sieben Tage nach der Tat begibt er sich in die Landesnervenklinik, wo ein erneuter psychotischer Zustand im Rahmen seiner bekannten schizophrenen Erkrankung diagnostiziert wird. Als man seine Fingerabdrücke in der Wohnung der Toten nachweisen kann, gesteht er den Mord.

Im Prozess hört das Schwurgericht fünf psychiatrische Gutachter aus der Landesnervenklinik (LNK). Für diese steht fest, dass Michael Sch. aufgrund der schizophrenen Erkrankung getötet habe. Von dem Angeklagten sei *eine paranoide Gestimmtheit in den Vortagen* der Tat ... *stimmig beschrieben worden.* Was Katharina O. vor sich hin gemurmelt hat, habe *der Angeklagte im Sinne einer abnormen Bezugsetzung als ungerechtfertigtes Schimpfen über ihn verstanden.* Die Tat habe er begangen, um *Gerechtigkeit herzustellen,* wozu er sich *im Sinne eines Wahnes berufen gefühlt habe. Die Tötung zeige sich also psychotisch motiviert, „logisch" im Sinne der paranoiden Gedanken des Beschuldigten.* Ein von der Klinik unabhängiger Gutachter wird beauftragt. Er bewertet die Patientenakte der Landesnervenklinik mit dem Ergebnis, dass ... *das Vorliegen einer endogenen Psychose gleich welchen Typs zweifelsfrei ausgeschlossen werden kann.* Er findet nicht ein einziges diagnostisch relevantes Kriterium für das Vorliegen einer Schizophrenie. Ein unabhängiger psychologischer Sachverständiger stellt eine *auffällige Simulationstendenz* fest, was in der Zeugenaussage der Stiefschwester des Michael Sch. heißt: ... *der Angeklagte stelle sich nur verrückt, um nicht ins Gefängnis zu gehen, sondern seine Zeit in der Klinik abzusitzen.*

In der Urteilsbegründung des Schwurgerichtes steht: *Nach der Überzeugung der Kammer hat sich der Gutachter* (gemeint ist der Ärztliche Direktor der Landesnervenklinik) – *ebenso wie die ihm zumindest zeitweise unterstellten Fachkollegen, die sich im Übrigen von seinen Ausführungen ganz offensichtlich haben beeinflussen lassen –von dem Angeklagten ... buchstäblich an der Nase herumführen lassen. Welche begründeten Bedenken letztlich gegen die Diagnose des Gutachters bestehen, zeigt nach Auffassung der Kammer der von ihm unterzeichnete Bericht der Landesnervenklinik ... Ausweislich dieses Berichtes hatte der Angeklagte sein freiwilliges Erscheinen in der LNK ... damit begründet, er „wolle sich endlich einmal ausschlafen", eine Motivation, die als „beginnende Reexacerbation* (Wiederaufbrechen) *einer endogenen paranoiden Psychose" bewertet worden ist.* Konfrontiert mit den Zweifeln des Gerichtes an der Richtigkeit der Schizophrenie-Diagnose, sagt ein Gutachter der Landesnervenklink, er könne diese Diagnose schon daraus herleiten, dass *ein gesunder Mensch so etwas (gemeint ist die Tat) nicht machen würde.* In der Urteilsbegründung heißt es weiter: *Demgegenüber hat die medizinisch unverbildete Stiefschwester des Angeklagten, die mit seinem Verhalten seit langem vertraut ist, den Angeklagten aus ihrer laienhaften Sicht zutreffend geschildert. Die Zeugin hat bekundet, nach ihrer Überzeugung „stelle sich der Angeklagte nur verrückt" ... Ihr Stiefbruder sei „nicht psychisch krank". Er „spiele nur krank". Dies trifft, zumal es sich mit den Ausführungen des Sachverständigen ... deckt, exakt die Auffassung der Kammer.* Das Gericht verurteilt Michael Sch. zu einer lebenslangen Freiheitsstrafe. Getötet habe er aus niederen Beweggründen und nicht im Rahmen einer schizophrenen Erkrankung. Und zum Tatmotiv führt das Gericht aus: *Das beherrschende Tatmotiv indes war das aus Nichtstun und Langeweile geborene, durch das Betrachten brutalster Video-Filme ... geweckte Bedürfnis des Angeklagten, man müsse Gewalttaten nicht nur in der Vorstellung erleben, sondern man müsse selbst bei sich bietender Gelegenheit einmal einen Menschen töten.*

„Demnach ist die alte Frau nicht nur ein Opfer des Täters geworden, sondern auch der Psychiatrie. Denn Nichtstun und Langeweile wurden dem jungen Mann durch die Berentung ermöglicht und die Berentung wurde ihm durch die falsche psychiatrische Diagnose ermöglicht."

„Ja, das hört man ja immer wieder, dass Psychiater sich täuschen. Kürzlich habe ich von dem Fall Wilfried S. gelesen. *Lasst diesen Mann frei* hat eine Illustrierte getitelt und eine große Geschichte daraus gemacht. 30 Jahre hat dieser Mann in einer Psychiatrie eingesessen, weil er im Alter von 16 Jahren eine Frau niedergeschlagen und ihr die Unterwäsche gestohlen hat. Die Vorgeschichte ist die übliche, eine verkorkste Kindheit. Als er zehn Jahre alt war, ist seine Mutter gestorben. Er wäre gerne bei seiner Oma geblieben, aber das Jugendamt meinte, sie sei zu alt, um ihn zu erziehen. Er kam in Heime und wurde straffällig. *Hochgradiger Schwachsinn* war die Diagnose, mit der er eingewiesen wurde. 30 Jahre lang haben Psychiater behauptet, dass der Mann gefährlich sei. Aber eine Rechtsanwältin hat über die Medien versucht, ihn aus der Psychiatrie herauszuholen. Die Illustrierte hat ein teures Gutachten in Auftrag gegeben, mit dem Ergebnis, dass der Mann sofort zu entlassen sei. Die Richter haben ihn dann auch entlassen und kurz darauf hat er eine Frau nicht nur überfallen, sondern sie brutal vergewaltigt. Immer wieder hört man solche Geschichten, dass die Psychiater sich täuschen."

„Wir hören nur dann etwas davon, wenn die öffentliche Sicherheit betroffen ist. Und auch nur dann, wenn ein falsch begutachteter Straftäter wieder eine Straftat begangen hat. Oder haben Sie schon mal etwas von dem wegen versuchten Totschlages verurteilten Klaus-Dieter W. gehört, der nach seiner Zeit im Maßregelvollzug nicht mehr straffällig geworden ist? Der von Ärzten als gefährlich bezeichnet worden ist und in Wahrheit durch diese Ärzte gefährdet war? Bestimmt nicht. Aber bevor ich Ihnen diesen Fall schildere, muss ich Ihnen kurz erklären, was Neuroleptika sind. Neuroleptika sind Medikamente, die in den Hirnstoffwechsel eingreifen; in das ‚zerbrechliche Haus der Seele', wie Shakespeare das

Gehirn nannte. Sie beeinflussen das Denken, das Fühlen, den Bewegungsapparat, die Lust und die Potenz, die Funktionen verschiedener Drüsen. Zu ihren Wirkungen und Nebenwirkungen gibt es keine unabhängige Forschung, nur die der pharmazeutischen Hersteller selbst. Sie werden Menschen in Altenheimen und in Behinderteneinrichtungen verabreicht, zur ‚Beruhigung', wenn sie ihre Lebenssituation nicht mehr aushalten. Und sie werden Menschen verabreicht, die an einer Schizophrenie erkrankt sind oder daran erkrankt sein sollen.‟

2

Klaus-Dieter W. ist 45 Jahre alt, als Ärzte eine schwere Schlafstörung feststellen, ein *schweres gemischtes Schlaf-Apnoe-Syndrom*. Bis zu 150 Atemstillstände in einer Nacht werden gemessen, von denen einige mehrere Minuten andauern. Durch die Erkrankung wird während des Schlafens das Blut nur ungenügend mit Sauerstoff versorgt. Unbehandelt führt die Erkrankung zum vorzeitigen Tod. Zuvor ist Klaus-Dieter W. elf Jahre lang in stationärer und ambulanter psychiatrischer Behandlung, ohne dass die Schlafstörung erkannt wird.

Klaus-Dieter W. berichtet schon in seiner Kindheit von abnormen Schlaferlebnissen. Er erinnert sich an Zustände, die er weder als wachend noch als träumend bezeichnen kann. Einmal habe er zwischen seinen Eltern im Bett gelegen und das Gefühl gehabt, sich aufzuteilen und so jedem Elternteil die gleiche Liebe zu geben. Später habe er geglaubt, sich in diese Zustände selbst hinein hypnotisieren zu können. Im Alter von 14 Jahren beginnt Klaus-Dieter W., Drogen zu konsumieren. 20 Jahre lang probiert er alles aus, Cannabis, Amphetamine, Kokain, Halluzinogene und Alkohol. Er berichtet von den psychischen Symptomen, die, wie er glaubt, der Drogenmissbrauch verursacht hat; beschreibt Sinnestäuschungen, irreale Ängste, Entfremdungserlebnisse, eine hohe Irritierbarkeit und Reizbarkeit, ein gestörtes Zeiterleben, Omnipotenzphantasien (Allmachtsphantasien).

Eine Lehre als Autoschlosser bricht Klaus-Dieter W. kurz vor der Prüfung ab, arbeitet aber weiter in der Werkstatt. Sein großes Interesse sind Naturdokumentationen und die Kulturen der Naturvölker, besonders der indianischen. Er sammelt alle Bücher und Berichte, an die er herankommen kann. Wofür er sich noch interessiert, ist die Kunst der „alten Meister", besonders die Bilder von Rembrandt. Viel Geld gibt er für die Kunstbände aus.

Bei seinen Freunden hat er den Spitznamen „Robbe", weil er einen sehr guten Gleichgewichtssinn hat, über das schmalste Brückengeländer balanciert und extrem reaktionsschnell ist. „20 Jahre Party" beschreibt er die Zeit vor seiner Einweisung in die Psychiatrie. Gelegentlich arbeitet er, aber die meiste Zeit widmet er seinen Interessen oder verbringt sie mit Freunden und später mit der Pflege seines Vaters. Einige Jahre lang arbeitet er mit seinen Freunden am Aufbau eines Jugendzentrums. Nachts, wenn die anderen schlafen, deckt Klaus-Dieter W. sie zu und schaut, dass alles in Ordnung ist. Eines Tages wird das „Schlösschen" an jemanden verkauft, der es zu einem Hotel umbauen will. Danach treffen sich die Freunde im Sommer in Waldhütten und im Winter in Kneipen.

27 Jahre alt ist Klaus-Dieter W., als seine Mutter stirbt. Der Toten verspricht er, sich um den pflegebedürftigen Vater zu kümmern, und er verspricht ihr, keinen Alkohol mehr zu trinken. Drogen nimmt er weiter, aber seine Versprechen hält er, sieben Jahre lang. Er pflegt den Vater, wäscht ihn, bekocht ihn und erledigt auch sonst alle Hausarbeit. Nach sieben Jahren wird er alkoholrückfällig und einige Tage nach dem Rückfall sticht er einer Nachbarin, die den Vater häufig besucht, mit einer Schere in die Herzgegend. Seinen Vater wirft er aus einem Fenster im ersten Stock des Hauses. Die Tochter der Nachbarin alarmiert Polizei und Krankenwagen, dann setzt sie sich zu Klaus-Dieter W. auf die Haustreppe, redet mit ihm und wartet. Er ist so durcheinander, dass ihn die Polizei gleich in die Landesnervenklinik fährt. Sein Vater ist nicht verletzt,

aber die Nachbarin muss mit leichten Verletzungen für einige Tage ins Krankenhaus.

Von der Gerichtsverhandlung bekommt Klaus-Dieter W. nichts mit. Er ist vollgestopft mit Neuroleptika, denn die Landesnervenklinik hat eine paranoid halluzinatorische Schizophrenie diagnostiziert. In den Gutachten heißt es ..., *dass von ihm infolge seines Zustandes auch künftig erhebliche rechtswidrige Taten zu erwarten sind und er deshalb für die Allgemeinheit gefährlich ist ... es ist deshalb derzeit damit zu rechnen, dass es in Zukunft erneut zu einem akuten Krankheitsschub kommen wird. In diesem Fall sind erhebliche rechtswidrige Taten des Beschuldigten zu erwarten ...* Die Therapie der Klinik: ... *der wesentliche Bestandteil der psychiatrischen Therapie muss in der vierwöchentlich verabreichten Depotspritze eines hochpotenten Neuroleptikums gesehen werden.*

Jahre nach seiner Einweisung in die Klinik wird ihm vom Vormundschaftsgericht eine Betreuerin für den Bereich Gesundheitsfürsorge bestellt. Er beantragt die Betreuung selbst, weil er mit der hohen Neuroleptikadosis nicht mehr klarkommt. Die Betreuerin soll ihm dabei helfen, mit den Ärzten zu sprechen. Inzwischen lebt er wieder in einer eigenen Wohnung und arbeitet in einer Werkstatt für Behinderte im Bereich Recycling. Von Drogen und Alkohol ist er weg, später gewöhnt er sich auch das Rauchen ab. Zu einigen seiner früheren Freunde hat er wieder Kontakt, und er hat sich wieder Sammlungen über Kunst und Natur zugelegt, nachdem ihm die alten während seines 5-jährigen Klinikaufenthaltes abhanden gekommen waren. Aber er kann keine längeren Gespräche mehr führen, nichts mehr behalten, sich nicht mehr konzentrieren und ist immerzu müde. Seine Betreuerin ist Eva Schwenk, eine Diplom-Psychologin. In einer

Stellungnahme zu einem Gutachten der Landesnervenklinik schreibt sie: *Diagnostisch relevante Kriterien einer Schizophrenie finden sich weder im vorliegenden Gutachten, noch nicht einmal in der Patientenakte der LNK, geschweige denn in der tatsächlich geäußerten und beobachtbaren psychischen Symptomatik. Herr W. litt und leidet an einer schweren Schlafstörung, deren Ätiologie* (Ursache) *durch Schlafableitung erfasst und näher bestimmt werden müsste.*

Wenn Klaus-Dieter W. gegenüber Fachärzten klagt, er könne sich im Schlaf nicht erholen, sei tagsüber wie gerädert und immer müde, sagt man ihm, das sei ein Symptom seiner schizophrenen Erkrankung. Niemand hinterfragt die Richtigkeit dieser Diagnose, selbst dann nicht, wenn in Arztbriefen festgehalten wird, eine schizophrene Symptomatik sei nicht beobachtet worden. Erst die schriftliche Stellungnahme der Betreuerin führt dazu, dass ein Arzt eine Überweisung in ein Schlaflabor veranlasst.

Wenn Klaus-Dieter W. schon als Kind unter der Schlafstörung leidet, wenn er Drogen einnimmt, um sich selbst seine psychischen Symptome erklären zu können, wenn er in der Akkumulation (Aufhäufung) dieser Problematik und in ihrer Auswirkung auf seine Lebenssituation seinen Vater und die Nachbarin angreift, dann müsste ihm spätestens in einer Fachklinik Hilfe zuteil werden. Dort aber erklärt man ihm, er sei geisteskrank und unberechenbar, anstatt seine wirkliche Erkrankung zu behandeln und seine psychische Problematik mit ihm aufzuarbeiten. Niemals mehr will Klaus-Dieter W. einem Menschen etwas antun. Und so nimmt er auch heute noch die neuroleptischen Medikamente in geringerer Dosis ein; zur Sicherheit, auch wenn sie sein ganzes Leben und Erleben aufs Schwerste beeinträchtigen.

„Allein durch den Zufall einer fachlichen Betreuerin wird endlich die Schlafstörung des Mannes behandelt. Er hat Glück gehabt in seinem Unglück, eine Tat begangen zu haben, die ihm wesensfremd ist; in seinem Unglück, mit der falschen Diagnose einer Schizophrenie als unberechenbar und gefährlich noch tiefer in die Angst vor seinem Handeln hineingetrieben worden zu sein; in seinem Unglück, durch den medikamentösen Eingriff in sein Gehirn in seinem täglichen Leben aufs Schwerste beeinträchtigt zu sein. Die Fachärzte der Landesnervenklinik behandelten Klaus-Dieter W. mit neuroleptischen Medikamenten, um zu verhindern, dass er andere Menschen bedroht. In Wahrheit war nur der Patient selbst bedroht. Vom Tod durch eine Schlafstörung, die von den Fachärzten nicht behandelt wurde. Verkehrte Welt, oder?"

„Ja, ich glaube es gerne, dass es manchmal schon verrückt sein kann, was da passiert, dass einem Straftäter in der Psychiatrie auch Unrecht widerfahren kann."

„Meinen Sie, dass das Irren der Psychiater auf psychisch kranke Straftäter beschränkt ist? Was ist, wenn sie in der Diagnose und Behandlung eines psychisch gestörten Menschen irren, der keine Straftat begangen hat?

Stellen Sie sich vor, dass von einer einzigen Aussage Ihr ganzes Leben abhängt und das Ihrer Angehörigen. Von einer einzigen Aussage hängt ab, ob medikamentös in Ihren Hirnstoffwechsel eingegriffen wird, ob Ihre Grundrechte eingeschränkt werden. Sie haben nicht mehr das uneingeschränkte Recht auf körperliche Unversehrtheit und Freiheit der Person, auf Einheit der Familie, die Unverletzlichkeit des Brief-, Post- und Fernmeldegeheimnisses, die Unverletzlichkeit der Wohnung.

Von einer einzigen Aussage hängt ab, ob Sie von Dritten als glaubwürdig, Ihre Person als integer angesehen werden; ob Sie in Arbeit und Beruf bleiben können; ob Sie am öffentlichen Leben teilnehmen können, Ihren Interessen nachgehen können; ob Sie in zwischenmenschlichen Beziehungen leben können und im Kontakt zu Ihren Angehörigen; ob Sie Ihre Angelegenheiten selbstbestimmt regeln können und ob Sie in einem privaten Zuhause leben können.

Wahrscheinlich würden Sie alles daransetzen, um zu überprüfen, ob diese Aussage richtig ist oder falsch. Wenn Sie es aber selbst nicht könnten, weil diese Aussage ein wissenschaftlicher Begriff ist? Dann würden Sie wahrscheinlich alles daransetzen, ein Recht darauf zu haben, dass die Richtigkeit der Aussage wissenschaftlich kontrolliert wird.

Die Abhängigkeit eines ganzen Lebens von einer einzigen Aussage besteht bei einer psychiatrischen Diagnose. Eine psychische Störung stört Ihr Verhalten, Ihr Denken, Ihr Gefühlserleben, die Umsetzung Ihrer Fähigkeiten. Bei einer falschen Diagnose dieser Störung erfolgt eine falsche Behandlung, die Sie zusätzlich beeinträchtigt. Ihre wirkliche Störung bleibt unbehandelt, Sie bleiben psychisch krank.

Stellen Sie sich vor, dass man es Ihnen anlastet, wenn Sie wegen einer falschen Behandlung nicht gesunden. Und stellen Sie sich vor, dass über Ihre Chance auf eine richtige Behandlung der Zufall entscheidet.

Möchten Sie wissen, was ein Grund dafür sein kann, in eine Psychiatrie eingewiesen zu werden? Manche Menschen sind, wie Margit S., zuvor durch eine Hölle gegangen.''

3

Margit S. ist Zwilling. Als sie und ihre Schwester geboren werden, fordert die Großmutter von der Hebamme: „Ertränkt sie gleich im ersten Bad!" Vater, Mutter, die in der Nähe wohnende Großmutter, einige Pflegemütter, Kindergärtnerinnen und Lehrer sind die erwachsenen Bezugspersonen von Margit S. Und dann gibt es da noch einen Nachbarn, zu dem sie Kontakt hat.

Die Zwillinge sind noch klein, als die Mutter sich an einem Sonntag darüber aufregt, dass der Vater nicht rechtzeitig zum Mittagessen zurück ist. Sie ruft in seiner Stammkneipe an und schickt die Kinder auf den Spielplatz. Margit und ihre Schwester sitzen schon eine geraume Zeit im Sandkasten, als es um sie herum immer leerer wird. Die anderen Kinder laufen auf eine Wiese und schauen nach oben, auf einen Balkon im achten Stock des riesigen Wohnblockes. Auch die Zwillinge rennen jetzt zur Wiese, hören ihre Mutter um Hilfe und ihre Namen schreien und sehen, wie sie halb über der Brüstung des Balkons hängt. Der Vater will die Mutter dort hinunterwerfen! Margit rennt zur Großmutter. Dort ist der Onkel, dem sie alles erzählt. Die Polizei kommt. Der Vater hat sich im Schlafzimmer eingeschlossen. Die Mutter wird mit Blaulicht ins Krankenhaus gebracht. Sie röchelt und hat ein blaues Gesicht.

Solange die Mutter im Krankenhaus ist, bleibt Margit bei der Großmutter. Die erzählt ihr von Hitler. Sie sagt, dass Hitler Kinder wie sie vergast hätte. Margit ist froh, dass dieser Hitler nicht mehr lebt. Und sie ist froh, dass ihr Vater nicht so schlimm wie dieser Hitler ist. Ihre Mutter würde nicht mehr nach Hause kommen, sagt die Großmutter. Dieses Schwein, ihren Vater, müsse sie jetzt ganz alleine aushalten. Die Strafe Gottes sei das, ihr Leben werde ab jetzt vom Satan bestimmt. Margit hat Angst. In Nichts will sie sich auflösen. Aber wie sie über die Großmutter triumphiert, als die Mutter dann doch wieder nach Hause kommt!

Der Vater hätte gerne einen Jungen gehabt und nimmt Margit schon als kleines Kind oft mit in die Garage, wenn er an seinem Auto herumbastelt. An einem Tag im Winter, die Kleine spürt vor Kälte ihre Finger kaum noch, steht sie auf Zehenspitzen ganz dicht neben ihm vor dem Motorraum. Mit den Händen hält sie sich am Rahmen fest und schaut genau, was der Vater macht, um alles zu behalten und ihn nicht zu verärgern. Plötzlich schlägt er die Motorhaube zu und klemmt ihr die Finger ein. Sie weint, er hebt die Motorhaube an und schreit: „Hör auf mit dem Heulen. Wenn du zu blöd bist, deine Pranken wegzunehmen, bist du selbst schuld." Doch Margit weint weiter und so schlägt er ihr ins Gesicht. Noch mal und noch mal und noch mal. Der Nachbar in der Garage nebenan beschwert sich über den Lärm und knallt wütend seine Garagentüre zu. Margit hat Angst, dass auch er ihr jetzt „Manieren" beibringen will.

Oben in der Wohnung will sie der Mutter erzählen, was passiert ist. Ihre Hände sind inzwischen dick angeschwollen, wie Monsterhände, meint sie. Leise, damit der Vater nichts hört, will sie es erzählen, doch die Mutter unterbricht sie: „Dafür wird er schon seinen Grund gehabt haben." Das sagt sie immer. Als Margit und ihre Schwester später von einem Lehrer geschlagen werden, sagt sie es auch: „Der wird schon seinen Grund gehabt haben." Und als der Vater ihr in der Garage einen Schraubenzieher in die Rippen stößt, sagt sie es auch. Smaragdgrün ist der Schraubenzieher. Nie wird Margit diese

Farbe vergessen. Neun Jahre ist sie jetzt alt und soll bei einer Funktionskontrolle am Auto den rechten Blinker betätigen. Stattdessen macht sie den linken Blinker an. „Rechts, rechts!" rast der Vater. Immer wütender wird er über die „Blödheit" seiner Tochter und stößt ihr einen Schraubenzieher in den Bauch. Todesangst hat sie, als sie fühlt, wie das Blut an ihrem Körper herunterläuft. Ganz wohl ist dem Vater auch nicht und er geht mit ihr nach oben in die Wohnung. „Was ist denn mit der los?" fragt die Mutter, als sie die beiden sieht. „Die ist zu allem zu blöd", ist die Antwort des Vaters. Margit weint und folgt der Mutter in die Küche. Es geht ihr schon lange nicht mehr darum, zu erzählen, was der Vater mit ihr macht. Aber dieses Mal hat sie Angst. Todesangst, weil sie die Schwere ihrer Verletzung nicht einschätzen kann. „Er hat mir den ...", Margit will der Mutter die Wunde zeigen, doch die ist zu beschäftigt und sagt, ohne hinzuschauen: „Geh jetzt. Er wird schon seinen Grund dafür gehabt haben."

Margit geht in ihr Zimmer. Betrachtet die Wunde. Sie blutet nicht mehr, ist nur ein ganz kleiner Kreis, tut aber höllisch weh. Mit beiden Händen drückt sie ihren Bauch und weint. Sie weint und wartet, weint und wartet. So sehr wünscht sie sich, dass ihre Mutter ins Zimmer kommt, um sie zu trösten. Margit weint, wartet und wünscht – aber es passiert nichts. Überhaupt nichts passiert, und so nimmt sie eine Schere und zerfetzt damit ihr blutiges T-Shirt. Wegen eines ähnlich sehnsüchtigen Wunsches hat sie einmal im Kindergarten um sich geschlagen. Die Erzieherin hatte ihnen ein Märchen vorgelesen. Margit fing an zu weinen, die Erzieherin streichelte ihr über die Haare und dann hat Margit wie wild mit den Händen um sich geschlagen. Wie oft und wie sehr hat sie sich vergeblich gewünscht, von ihrer Mutter etwas vorgelesen zu bekommen.

Mit ihrer Einschulung werden die Schwestern zu „Schlüsselkindern", denn beide Eltern arbeiten. Die Mutter in Wechselschicht, sodass die Kinder dem Vater das Essen aufwärmen, wenn sie auf der Arbeit ist. Einmal ist Margit der Spinat angebrannt. Als sie den Aufzug kommen hört, versteckt sie sich im Klo. Kaum nimmt der Vater den Geruch von Angebranntem wahr, fängt er an zu toben. Die Klotür ist nicht abgeschlossen, denn in der Wohnung dürfen keine Türen abgeschlossen werden. Beim ersten Schlag ins Gesicht rutscht Margit mit ihrem nackten Po von der Klobrille und schlägt mit dem Kopf gegen die Fliesen. Sie fällt zu Boden. Bis zum Ende des acht Meter langen Flurs tritt und schlägt sie der Vater. Er hat es immer gewusst: „Den Bastard hätte ich gleich bei der Geburt erschlagen sollen." Margit wird schwarz vor Augen, sie verliert das Bewusstsein. Kot und Urin gehen ab. So findet sie sich, als sie aufwacht, in ihrer Scheiße auf dem Boden liegend, die sie schnell wegmacht, ihre weinende Schwester tröstend, es sei nicht so schlimm gewesen.

Margit hat einen Teddy, dem sie Briefe an den lieben Gott durch ein kleines Loch in den Bauch schiebt. Viele Zettelchen sind in diesem Bauch versteckt. Als sie eines Tages aus der Schule nach Hause kommt, ist der Teddy weg. Die Mutter hat das Zimmer aufgeräumt und ihn auf den Müll geworfen. Margit wird wild, beschimpft ihre Mutter übel. Alles, alles hat sie ihr weggeworfen. Alle ihre Geheimnisse, ihre Nöte und ihre Hoffnungen. „Warum hast du das gemacht?" fragt sie ihre Mutter, die sich laut lachend über sie lustig macht.

Wenn der Vater die Mutter prügelt, dann lügt die Mutter Margit an, sie habe sich am Küchenkasten oder sonst etwas gestoßen. Nach einer solchen Prügelei droht Margit ihrer Mutter einmal damit, sich umzubringen, wenn sie den Vater nicht verlassen würde. Auf die Frage, die ihr die Mutter daraufhin stellt, weiß sie keine Antwort: „Soll ich dir einen Strick oder eine Pistole besorgen?"

Schon seit einigen Monaten stiehlt Margit ihrem Vater Zigaretten. Im Flur des Nachbarhauses kann sie in Ruhe rauchen. Nur ein paar Kinder treiben sich da herum, die ebenfalls etwas zu verbergen haben, aber heute ist überhaupt niemand da. Die letzten Züge der Zigarette, dann muss sie wieder nach oben. Jetzt kommt er, der Nachbar, lallend, aufdringlich, und hält ihr eine geöffnete Rotweinflasche vors Gesicht. Trinken soll Margit, aber sie will nicht. „Wer rauchen kann, der kann auch trinken. Oder was meinst du, was dein Vater dazu sagt?" Der Nachbar stinkt nach Schweiß und Alkohol. Er drückt Margit an die Wand und presst ihr die Flasche auf die Lippen. Margit trinkt mit der Hoffnung, dass er sie gehen lässt, wenn die Flasche leer ist. Doch er schiebt sie mit seinem dicken Körper in den Aufzug. Im achten Stock zerrt er sie eine Treppe hinauf, in einen Verschlag auf dem Speicher. Wie in einem Wohnzimmer sieht es dort aus. Dort steht eine Couch. An der Wandverkleidung hängen Pornobilder. Ekel, Übelkeit, Angst steigen in ihr auf. Margit weint. Bilder aus der Sendung „Aktenzeichen XY" fallen ihr ein. Sie ist sich sicher, dass sie jetzt sterben wird. Der Nachbar stößt sie auf die Couch, fasst mit der Hand unter ihr T-Shirt und zieht es ihr aus. Er fasst mit der Hand in ihre Hose und zieht sie ihr aus. Bei jeder abwehrenden Bewegung, jedem angsterfüllten Laut drückt er seine brennende Zigarette in ihren Bauch. Laut stöhnend und keuchend vergewaltigt er sie. „Na siehst du, es geht doch", entlässt er sie. Nachdem der Nachbar die neunjährige Margit vergewaltigt hat, droht er ihr, sie umzubringen, wenn sie jemandem etwas erzählt. Margit schreibt in ihren Erinnerungen: *Wem hätte ich es erzählen sollen?*

Sie ist zu spät, viel zu spät, es ist schon fast dunkel. Der Vater hat den Aufzug gehört und steht schon mit einem Gürtel in der Hand in der Wohnungstür. Nachdem sie ihre „Lektion" bekommen hat, wird sie von der Mutter gefragt, ob sie verrückt sei, so spät nach Hause zu kommen. Margit geht in ihr Zimmer und fällt in einen tranceähnlichen Zustand.

Margit ist eine hervorragende Kunstturnerin und bekommt viele Auszeichnungen. Wenn die Lehrerin oder Trainerin sie anfassen, um ihr Hilfestellung zu geben, spielt sie den Clown. 14 Jahre ist sie alt, als sie sich bei der Landung eines Rückwärtssaltos ein Sprunggelenk auskugelt. Sie muss ins Krankenhaus, wird operiert und gesund gepflegt. Von da an will sie immer wieder ins Krankenhaus. Sie will, dass man sich um sie kümmert. Gleich als der erste Gips abgenommen wird, geht sie in die Halle und verletzt sich wieder. Insgesamt lässt sie sich 15 Mal operieren. Margit ist aggressiv, frech, unausstehlich, lässt niemanden an sich heran, betreibt Drogenmissbrauch, hat Sehnsucht nach dem Tod, hat Essstörungen, bekommt Weinkrämpfe, will immerzu ins Krankenhaus und schädigt sich deshalb selbst. Margit landet in der Psychiatrie. Dort sagt man ihr, sie sei psychisch krank, leide an einer schweren Persönlichkeitsstörung. Medikamente müsse sie einnehmen, um ihren Hirnstoffwechsel in Ordnung zu bringen. Und wenn sie aufsässig wird, fixiert man sie.

„Das ist nicht möglich. Da wird ein Mensch geschunden, zerschlagen und isoliert, und es soll nicht normal sein, wenn er dann gestört ist?"
„Was glauben Sie, was alles möglich ist. Gerade in der Psychiatrie, wo es keinerlei Kontrollen gibt."

4

Andreas L. soll an einer *schizoaffektiven Psychose* erkrankt sein, so die Diagnose der Landesnervenklinik. Zur Behandlung dieser Erkrankung werden ihm Psychopharmaka verordnet. Bei seiner ersten Unterbringung in der Klinik ist er 32 Jahre alt.

Bei jedem psychiatrischen Patienten muss eine körperliche und neurologische Untersuchung vorgenommen werden, weil viele psychische Krankheitssymptome ihre Ursache in einer neurologischen Erkrankung haben können. So wird Andreas L. während seines ersten Aufenthaltes in der Psychiatrie zur Computertomographie des Gehirns in eine neurologische Klinik gefahren. Der Befund wird an die Landesnervenklinik geschickt und ergibt den Nachweis *einer leichtgradigen, vorwiegend corticalen Großhirnatrophie* (Rückbildung des Großhirns), *die in Anbetracht des Lebensalters überraschte.* Doch in der Landesnervenklinik bleibt dieser Befund unberücksichtigt.

Drei Jahre später beantragt der Vater des Andreas L. bei Gericht die Bestellung eines gesetzlichen Vertreters für den Sohn, mit dem es sehr schnell immer weiter abwärts gegangen ist. Eva Schwenk wird zur Betreuerin bestellt. Aufgrund der psychischen Symptomatik des Andreas L. und Angaben der Mutter zu seiner Persönlichkeitsentwicklung vermutet die Betreuerin das Vorliegen einer frühkindlichen Hirnschädigung und damit einer organisch bedingten Psychose. Als ihr dann auch noch der Befund der computertomographischen Untersuchung von vor drei Jahren bekannt wird, wendet sie sich an den ambulant behandelnden Facharzt des Andreas L. und bittet um eine Überweisung in eine neurologische Klinik, zur weiteren Abklärung einer hirnorganischen Schädigung. Der

Facharzt schreibt auch eine Überweisung, allerdings nicht für die Neurologie, sondern für eine psychiatrische Behandlung in einer Tagesklinik. Die Tagesklinik hat einen Beratervertrag mit der Landesnervenklinik, was bedeutet, dass einer ihrer Fachärzte in der Tagesklinik arbeitet und die wöchentliche Visite von weiteren Fachärzten der Landesnervenklinik durchgeführt wird. Nun wird es schwer werden, eine Überweisung für eine neurologische Untersuchung zu erhalten, vermutet die Betreuerin. Trotzdem bittet sie die Tagesklinik um die Überweisung und begründet ihre Bitte, indem sie ihre Verdachtsdiagnose darlegt. Gleichzeitig bittet sie aber auch den Vormundschaftsrichter, der eine Fürsorgepflicht für unter Betreuung stehende Menschen hat, ein Gutachten in Auftrag zu geben, welches das Vorliegen einer hirnorganischen Schädigung abklären kann.

Wie erwartet verweigert die Tagesklinik eine erneute Untersuchung des Gehirns und schreibt: *Bei Herrn L. ergeben sich für uns weder aufgrund des klinisch neurologischen Befundes noch aufgrund der Psychopathologie Hinweise auf das Vorliegen einer organischen Psychose.* Aber der Richter gibt ein Gutachten in Auftrag. Er beauftragt – die Landesnervenklinik selbst. Diese wiederholt die Diagnose einer schizoaffektiven Psychose und schreibt: *Über die psychiatrische Diagnose sind wir jederzeit gerne bereit, zu debattieren, glauben jedoch nicht an einen direkten Zuwachs an Lebensqualität für den Patienten, der sich daraus ergeben könnte.* Da dem Betroffenen mit dem Debattieren in der Tat nicht geholfen ist, sondern nur mit der richtigen Diagnose, bittet die Betreuerin den Richter, das Gutachten bei einer neurologischen Klinik in Auftrag zu geben. Auch in der Tagesklinik macht sie weiter Druck und fordert erneut eine zweite Untersuchung des Gehirns.

Die neurologische Klinik, an die der Richter nun den Gutachtenauftrag vergibt, lässt sich sehr viel Zeit mit der Terminierung einer Untersuchung. Inzwischen gibt die Tagesklinik nach und überweist ihren Patienten in eine radiologische Praxis. Es wird eine magnetresonanztomographische Untersuchung durchgeführt, mit dem Ergebnis eines *altersentsprechend unauffälligen Cerebralbefundes*. Dieser Befund steht im Widerspruch zum ersten, der eine altersentsprechend unübliche Rückbildung des Großhirnes ergeben hatte. Da der Prozess einer Rückbildung des Gehirnes aber unumkehrbar ist, muss einer der beiden Befunde falsch sein.

Die Tagesklinik schreibt an die Betreuerin sinngemäß: Sehen Sie, wir hatten Recht, hirnorganisch liegt nichts vor, Herr L. leidet an einer schizoaffektiven Psychose und nicht an einer organischen Psychose. Aber die Betreuerin fordert die Gehirnbilder aus der radiologischen Praxis an und zeigt sie inoffiziell einem Radiologen, der die Vorgeschichte nicht kennt. Dessen Befund: „Der junge Mann hat das Gehirn eines 60-Jährigen." Die neurologische Klinik, die den Gutachtenauftrag des Richters ausführen soll, kennt die Vorgeschichte. Fast fünf Monate braucht sie, bis sie Andreas L. zu einer Untersuchung einlädt, und dann nochmals fast zwei Monate zum Schreiben des Gutachtens. Zum Untersuchungstermin nimmt die Betreuerin die Bilder aus der radiologischen Praxis mit. Die Bewertung dieser Bilder durch die Klinik: *Eine merkliche, vorwiegend corticale Groß- und Kleinhirnatrophie, das altersübliche Maß beginnend überschreitend*. Weitere Befunde sind, aufgrund einer Befragung der Mutter, eine *frühkindliche Hirnschädigung* und eine *diskrete* (leichte) *Halbseitenlähmung links* infolge dieser Hirnschädigung.

Schon vor der Begutachtung in der Klinik, als sich die Betreuerin durch die inoffizielle Aussage des in Unkenntnis der Vorgeschichte neutralen Radiologen ihrer Diagnose vollkommen sicher ist, unternimmt sie verschiedene Schritte, um den Betroffenen psychisch zu stabilisieren. Die psychische Symptomatik, insbesondere ein Größenwahn, hat ihre Ursache in der permanenten Überforderung des hirnorganisch geschädigten Andreas L. durch sein Elternhaus. Alle Familienangehörigen sind Akademiker, was zukünftig auch von ihm erwartet worden war. Zum Abitur war er geprügelt worden, aber seine sämtlichen Leistungen waren reine Gedächtnisleistungen. Die Eltern pflegten freundschaftliche Verbindungen zum Direktor des Gymnasiums und schließen es heute nicht mehr aus, dass letztlich ihre Verbindungen und ihr gesellschaftlicher Status dem Sohn das Abitur ermöglicht haben. Das Studium brach er ab, nachdem er beim Vordiplom durchgefallen war. Richtig wohl fühlte er sich nur bei der Bundeswehr. Eine Lehre als Elektriker schloss er ab, arbeitete aber nur wenige Wochen in einem Betrieb. Er versuchte sich weiterzubilden und der erste psychische Zusammenbruch erfolgte während einer solchen Weiterbildungsmaßnahme an einer Fachhochschule. Aufgrund der falschen Diagnose einer schizoaffektiven Psychose wurde er in einem Zeitraum von vier Jahren mit 17 verschiedenen Medikamenten behandelt, ohne dass sich sein Zustand gebessert hätte, im Gegenteil, er wurde immer schlechter. Andreas L. wurde berentet, verwahrloste, verschuldete sich, war davon bedroht, den Kontakt zu seinen Eltern zu verlieren, die nicht mehr wussten, wie sie mit ihrem Sohn umgehen sollten und denen ein Facharzt, von dem sie wissen wollten, was denn die diagnostizierte schizoaffektive Psychose sei, gesagt hatte: *Der Leidensdruck ist bei den Angehörigen weitaus größer als bei den Betroffenen selbst. Versuchen Sie Ihr eigenes Leben zu leben.*

Die Betreuerin informiert die Familienangehörigen über die wirkliche Erkrankung des Andreas L., um ihre Erwartungshaltung zu korrigieren und die daraus sich ergebende Überforderung des Sohnes zu vermeiden. Sie veranlasst seine Beschäftigung in einer Werkstatt für Behinderte und Andreas L. stabilisiert sich. Das neurologische Krankenhaus schreibt weiter in seinem Gutachten: *Von elementarer Wichtigkeit erscheint, eine Situation permanenter Überforderung, wie sie die bisherige Sozialisation des Herrn L. prägte, zu vermeiden;* und es *scheint der von der Betreuerin betriebene Weg, eine Tätigkeit im Rahmen einer beschützenden Einrichtung aufzunehmen, am ehesten geeignet, die gegenwärtig günstige Situation des Herrn L. längerfristig zu sichern und zu stabilisieren.* Der *Behandlungseffekt* durch Psychopharmaka, unter denen Andreas L. jahrelang extrem gelitten hat, *erscheint* der Klinik *nachrangig.*

Noch eine Reihe weiterer Symptome werden genannt, die zuvor auch von der Betreuerin benannt worden waren und Symptome einer organischen Psychose sind, aber die Diagnose der neurologischen Klinik lautet: *Dringender Verdacht auf schizoaffektive Psychose.* Diese Diagnose wird als „Verdachtsdiagnose" damit begründet, dass ein derart schweres Zustandsbild, wie es in den Arztbriefen der Landesnervenklinik gezeichnet worden war, mit einer nur leichtgradigen Groß- und Kleinhirnatrophie nicht zu erklären sei. Aber zu einer gesicherten Erkenntnis in der Psychopathologie gehört die folgende: *Die Schwere einer hirnorganischen Schädigung korreliert nicht mit der Schwere der psychischen Symptomatik.* Das heißt, dass eine schwere hirnorganische Schädigung eine nur leichte psychische Symptomatik verursachen kann, und umgekehrt eine leichte Hirnschädigung eine schwere psychische Störung. Die Begründung des neurologischen Krankenhauses für die Verdachtsdiagnose einer schizoaffektiven Erkrankung ist konstruiert und zweifelsfrei unwissenschaftlich. Die radiologische Praxis deckt die falsche psychiatrische Diagnose der Kollegen aus der Landesnervenklinik durch Ausstellen eines falschen Befundes. Die neurologische Klinik deckt sie mit einem unhaltbaren gedanklichen Konstrukt.

„Eine Kontrolle von Psychiatern durch Psychiater oder andere Ärzte gibt es in der Regel nicht. Aber Richter sollen sie kontrollieren, wenn sie in die Grundrechte eines Menschen eingreifen wollen, ihn zum Beispiel gegen seinen Willen in ihre Behandlung zwingen wollen."

5

Schon als Hans-Willi L. noch ein kleiner Junge ist, verspricht ihm seine Mutter, einmal dafür zu sorgen, dass er nicht so wird wie sein Vater. Zu Hause ist immer Krach und Streit. Die Schwester zieht mit 16 Jahren aus, weil sie es nicht mehr aushält. Als Hans-Willi L. 17 Jahre alt ist, stellt seine Mutter ihn einem Psychiater vor, er weiß bis heute nicht warum. Als er von der Bundeswehr zurückkommt, er ist 21 Jahre alt, beantragt seine Mutter die erste Unterbringung in einer geschlossenen Abteilung der Landesnervenklinik, weil ... *er sich gegenüber seiner Umgebung aggressiv verhält und Teile der Wohnung demoliert.*

Hans-Willi L. macht eine Lehre als Kaufmann, heiratet im Alter von 29 Jahren und bekommt eine Tochter. Zwei Jahre später wird die Ehe geschieden. Seine Frau sei fremdgegangen und habe ihn finanziell ausgezogen bis aufs Hemd, sagt er. Ein Jahr darauf verliert er seine Arbeit, weil das Kaufhaus seine Abteilung schließt. Im gleichen Jahr erleidet er als Beifahrer einen schweren Autounfall. Die Lunge ist zusammengefallen, er ist ein volles Jahr krankgeschrieben. Danach arbeitet er bei einem Dachdeckermeister und in einem Unternehmen, das Bowling-Bahnen herstellt, in England und Italien. Den Kontakt zu seiner Tochter hält er über seine Mutter, die auch, im Gegensatz zu ihm, den Kontakt zu seiner geschiedenen Frau nicht abgebrochen hat. Heute bezeichnet sich Hans-Willi L. als alkoholkrank seit dem Jahr des Unfalles. Mit 35 Jahren heiratet er ein zweites Mal, aber die Ehe wird noch im gleichen Jahr geschieden. Er habe mit dieser Frau niemals zusammenleben wollen, aber sie sei schwanger geworden und so habe er sie geheiratet. Die Sache sei von vorneherein zum Scheitern verurteilt gewesen. Die Tochter aus dieser Ehe habe er nie gesehen. Ab diesem Jahr erfolgen Entgiftungsaufnahmen in verschiedenen Krankenhäusern.

Das erste Krankenhaus diagnostiziert: *Vegetative Symptomatik* (Anm.: Er gibt ein Schwächegefühl an, Herzflattern und er zittert) *nach Alkoholgenuss und extremer körperlicher Belastung.*

Ein Jahr später wird diagnostiziert: *Alkoholismus, Zustand nach Pankreatitis* (Bauchspeicheldrüsenentzündung), *Prädelir.*

Drei Monate später schreibt die neurologische Abteilung eines zweiten Krankenhauses: *Alkoholabhängigkeit ... Kurz nach der ersten Entlassung fing der Patient erneut an, Alkohol exzessiv zu konsumieren und kam deswegen aus eigener Initiative wieder zur stationären Entgiftung. Während der stationären Behandlung zeigte er sich bereit, Kontakt mit einer Gruppe der Anonymen Alkoholiker aufzunehmen. Der Aufenthalt hier verlief komplikationslos und Herr L. war diszipliniert und folgte unseren Anweisungen und unserem Therapieplan konsequent. ... Psychischer Befund: Der Patient ist etwas dysphorisch* (bedrückt, reizbar) *und hilfesuchend. ... Nach fremdanamnestischen* (die Krankengeschichte betreffend) *Angaben der Mutter sei der Patient auch ohne Einfluss von Alkohol oft aggressiv und gewalttätig gewesen. Die Mutter des Patienten, die sich nicht persönlich, sondern aus Angst vor ihm nur telefonisch gemeldet hat, äußert wiederholt ihre Sorge, dass nach der Entlassung sicherlich wieder Probleme im Umgang mit dem Patienten auftreten werden. Er sei psychisch krank und das Beste sei, wenn er in eine geschlossene Abteilung käme. Nach ihren Angaben sei er schon zweimal in die Landesnervenklinik zwangseingewiesen worden. ... Die Beobachtung des Patienten und die Gespräche mit ihm lassen keine Hinweise dafür erkennen, dass eine Psychose vorliegen könnte. Auch die Angabe, dass der Betroffene dritte Personen gefährdet, konnten wir für die Dauer des Aufenthaltes hier nicht nachvollziehen ... Bei der Entlassung war keine Medikation notwendig.*

Bei noch drei weiteren Entgiftungen im ersten Krankenhaus wird eine Alkoholerkrankung diagnostiziert. Die Mutter meldet sich auch dort und behauptet, ihr Sohn sei schizophren und schon mal in der Landesnervenklinik gewesen. Das Krankenhaus schreibt: *Zum Ausschluss einer Exacerbation seiner Schizophrenie während des Entzuges wurde ein neurologisches Konsil veranlasst. Hierbei konnten keine Zeichen einer bestehenden Psychose festgestellt werden.*

Es ist 15 Jahre her, dass Hans-Willi L. Patient der Landesnervenklinik war. Jetzt wird er innerhalb eines Jahres sechs Mal dort behandelt, in drei Fällen beantragt seine Mutter Unterbringungsbeschlüsse. Die Landesnervenklinik diagnostiziert: *Endogene schizoaffektive Psychose (seit 1977 bekannt), sekundärer exzessiver Alkoholmissbrauch, hirnorganisches Psychosyndrom, Verdacht auf Residualsyndrom* (Persönlichkeitsverfall) *bei bekannter Psychose. Herr L. leidet an einer jahrzehntelang bekannten endogenen schizoaffektiven Psychose mit schweren Verhaltensauffälligkeiten, Impulskontrollverlust, Beziehungsunfähigkeit ... erhöhter Reizbarkeit im Wechsel mit schweren depressiven Verstimmungen, übermäßig starker Wut mit Unfähigkeit, Aggressionsausbrüche zu kontrollieren, ausgeprägter andauernder Identitätsstörung mit maniformer Selbstüberschätzung, Distanzlosigkeit, realitätsferner Einschätzung im beruflichen und partnerschaftlichen Bereich ... Des Weiteren werden paranoid halluzinatorische Inhalte deutlich. Es werden religiöse Wahnideen geschildert. „Er müsse mit dem Herrgott die Sünde der Welt tragen, er sehe Gesichter und höre Stimmen." Der Patient verneint diese psychotische Symptomatik. Allerdings schildern Mutter und Bruder des Patienten unabhängig voneinander und glaubhaft o.g. Symptomatik ... Wir halten eine längerfristige psychiatrische Behandlung und Weiterführung der Behandlung im Sinne einer Entwöhnungsbehandlung für mehrfach psychisch erkrankte Personen für dringend erforderlich. Es besteht die Notwendigkeit der neuroleptischen Dauermedikation ...* Mit diesem Schreiben beantragt die Klinik die Bestellung eines Betreuers. In einem Arztbrief an den Hausarzt heißt es weiter: *Herr L. wehrte sich gegen unsere Diagnose einer Psychose und wollte immer wieder die Medikamente abgesetzt haben. ... Unter hochdosierter neuroleptischer Medikation besserte sich das Syndrom nur langsam, wobei das Hauptproblem darin bestand, dass sich der Patient erneut massiv gegen die neuroleptische Behandlung wehrte ..., dass die noch bestehende übermäßige Erregtheit und Heftigkeit des Patienten überwiegend auf seine realitätsunangemessene Angst vor der neuroleptischen Behandlung zurückgeführt werden müsste.*

Hans-Willi L. ist nicht bekannt, was über ihn als Mensch in den Akten steht. In der richterlichen Anhörung zur Betreuerbestellung sagt er: *... ich sehe ein, dass ich vorerst hier bleiben muss, bis eine Langzeittherapie eingerichtet wird. Ich sehe ein ..., dass es so nicht weitergeht ... Ich habe den Willen, hier zu bleiben und von hier aus dann eine Therapie bezüglich des Alkohols anzutreten. Damit ich nicht jederzeit ... die LNK verlassen kann, bin ich damit einverstanden, dass eine Betreuung hinsichtlich des Aufenthaltsbestimmungsrechtes und der Gesundheitsfürsorge eingerichtet wird.* Die Mutter erklärt ihre Bereitschaft zur Übernahme der Betreuung, womit Hans-Willi L. einverstanden ist. Nach Ablauf des Unterbringungsbeschlusses wird er auf einer mittelfristigen und offenen Station für suchtkranke Menschen behandelt. Seine Verlegung in ein soziotherapeutisches Wohnheim soll vorbereitet werden, womit er ebenfalls einverstanden ist. Auf der mittelfristigen Station lernt er eine ebenfalls alkoholkranke Patientin kennen, mit der er sich befreundet. Als es Konflikte in der Beziehung gibt, möchte er für kurze Zeit in die geschlossene Station verlegt werden, weil er befürchtet, alkoholrückfällig zu werden. Auf der geschlossenen Station will man ihm neuroleptische Medikamente verabreichen, was er ablehnt. Daraufhin beantragt die Klinik telefonisch einen Unterbringungsbeschluss mit der Begründung: ... *der Betroffene leidet an einem akuten Schub seiner bestehenden Erkrankung. Es besteht die Gefahr, dass er sich selbst tötet oder erheblichen gesundheitlichen Schaden zufügt und andere Insassen gefährdet.* Weil *Gefahr im Verzug* vorliege, ergeht der Beschluss sofort, die richterliche Anhörung soll nachgeholt werden. Seine Mutter als Betreuerin erklärt, dass sie die Unterbringung befürwortet.

Hans-Willi L. legt Beschwerde gegen den Unterbringungsbeschluss ein und beauftragt damit einen Rechtsanwalt. Doch zuvor muss er im Rahmen des Unterbringungsbeschlusses vom Vormundschaftsrichter angehört werden. Er sagt: *Ich hatte Probleme mit meiner Freundin. Diese haben mich sehr belastet. Ich habe mich deswegen entschlossen, die Ärzte zu bitten, auf die Station J3 verlegt zu werden, weil ich auch über meine Alkoholerkrankung Bescheid weiß und nicht wollte, dass ich diesbezüglich rückfällig werde. ... Ich bekomme die Medikamente Neurocil und Haldol. Ich möchte darauf hinweisen, dass diese Medikamente erhebliche Nebenwirkungen haben, die ich fürchte. ... Ich weiß, dass die Ärzte anderer Ansicht sind. Mit diesen habe ich darüber auch schon ausreichend und lange diskutiert. Wir sind halt unterschiedlicher Meinung in dieser Frage. Es sollen daher die Gerichte entscheiden. Ich jedenfalls fühle mich wohler, wenn ich keine Medikamente habe. ...* Als der anwesende Stationsarzt um Stellungnahme gebeten wird, *erklärt Herr L. nunmehr: Ich möchte jetzt nicht weiter hier bleiben, weil ich ja weiß, was die Ärzte denken. Ich will mir das nicht erneut anhören. Wenn ich darauf hingewiesen werde, dass ich ein Anwesenheitsrecht habe, dann kann ich dazu sagen, dass ich das weiß, ich gehe aber im Bewusstsein dieses Rechtes aus dem Raum.*

Der Rechtsanwalt begründet die Beschwerde wie folgt: *Der Beschwerdeführer ist Alkoholiker. ... Die Anordnung der vorläufigen Unterbringung in der geschlossenen Abteilung der Landesnervenklinik ist gesetzeswidrig. ... Darüber hinaus liegen dem Antrag der Landesnervenklinik sachfremde Erwägungen zugrunde. Der Antrag auf vorläufige Unterbringung ... erfolgte nur zu dem Zweck, um die von der behandelnden Ärztin gewünschte Behandlungsmethode durchzusetzen. Die behandelnde Ärztin verabreicht dem Beschwerdeführer Medikamente, die dieser nicht vertragen hat. Aus diesem Grund hat der Beschwerdeführer die Einnahme der Medikamente abgelehnt. Nach Ablehnung ... wurde ein entsprechender Antrag auf Unterbringung ... gestellt und vom Gericht beschlossen. Die von der behandelnden Ärztin der Landesnervenklinik gewählte Behandlungsmethode ist nicht indiziert. Beweis: Sachverständigengutachten – Allein die Ablehnung einer vom Arzt gewünschten und gewählten Behandlungsmethode rechtfertigt in keinem Fall die Unterbringung in einer geschlossenen Abteilung der Landesnervenklinik, insbesondere dann nicht, wenn die Behandlungsmethode ärztlich nicht indiziert ist.*

Das Landgericht entscheidet über die Beschwerde: *Die sofortige Beschwerde des Betroffenen ... wird zurückgewiesen. ... Der Betroffene leidet seit 1977 an einer schizoaffektiven Psychose. ... Es besteht Eigen- und Fremdgefährdung. Eine Krankheits- und Behandlungseinsicht ist nicht vorhanden. ... Die sofortige*

Beschwerde ist nicht begründet. ... Die vorläufige Unterbringung ist erforderlich, weil aufgrund einer psychischen Erkrankung des Betroffenen die Gefahr besteht, dass er sich selbst erheblichen gesundheitlichen Schaden zufügt. Dies steht fest nach den übereinstimmenden Ausführungen der Ärzte (genannt werden Ärzte der Landesnervenklinik) *... Die Krankheit wird mit Medikamenten behandelt. Soweit der Betroffene meint, er vertrage die Medikamente nicht, kann dem nicht gefolgt werden. Die Medikamente sind notwendig und erfolgreich.*

Nach Ablauf des Unterbringungsbeschlusses verlässt Hans-Willi L. die Klinik gegen ärztlichen Rat. Neuroleptika bekommt er bis zum Schluss. Zusammen mit seiner Freundin zieht er in eine gemeinsame Wohnung. Mit Hilfe eines niedergelassenen Psychiaters schleicht er die neuroleptischen Medikamente langsam aus. Er besucht regelmäßig eine Selbsthilfegruppe der Anonymen Alkoholiker und lebt in einem Zeitraum von vier Jahren, bis auf drei Rückfälle, abstinent. Über das Arbeitsamt macht er eine Umschulung zum EDV-Sachbearbeiter, aber die Büroarbeit liegt ihm nicht. Er würde lieber bei den Dachdeckern arbeiten. Dann stellt er fest, dass seine Freundin heimlich weitergetrunken hat. Infolge einer durch den Alkohol verursachten Leberzirrhose brechen die Venen in der Speiseröhre auf. Sie speit Blut und muss auf der Intensivstation behandelt werden. In der Beziehung gibt es Konflikte und Hans-Willi L. wird alkoholrückfällig. Seine Mutter beantragt erneut seine Unterbringung in der Landesnervenklinik. In der richterlichen Anhörung sagt er: *Mit meiner Unterbringung bin ich einverstanden und für mich gibt es derzeit keine andere Möglichkeit. Ich kann nicht alleine in meine Wohnung gehen. Das würde ich nicht schaffen. Aus meiner Sicht hat das seinen Grund in erster Linie in den in der Vergangenheit stattgefundenen Partnerschaftsproblemen, weil ich mich von meiner Freundin getrennt habe.*

Die Mutter beschwert sich beim Vormundschaftsgericht über die Landesnervenklinik: *Ich bin Betreuerin meines Sohnes ... Es bestehen erhebliche Differenzen zwischen der Klinik und mir ... Letzte Woche hatte er zeitlich begrenzten Ausgang. Niemand dort hat gemerkt, dass er nicht zurückkam. Mein Sohn ist erneut nach ... gefahren und wieder in der Gaststätte aufgetaucht. ... Meines Erachtens muss er nicht nur entgiftet, sondern auch behandelt werden, weil seinem Alkoholmissbrauch eine Erkrankung zugrunde liegt.* Die Rechtspflegerin verweist sie in die Beratung von Eva Schwenk. Dieser erzählt sie, dass ihr Sohn ihrer Ansicht nach in der Klinik keine Medikamente mehr erhalte. Früher habe man an seinem Gang und an seinem Gesichtsausdruck gemerkt, dass er Medikamente bekomme, das sei gegenwärtig nicht der Fall.

Eva Schwenk besucht Hans-Willi L. in der Klinik. Sicher bekomme er Medikamente, sagt er, Neurocil und Haldol, wie beim letzten Mal. Er schlucke sie diesmal aber nicht, sondern spucke sie sofort heimlich wieder aus. Das falle deshalb nicht auf, weil er ohne die Medikamente reaktionsschnell sei. Andererseits müsse er noch in der Klinik bleiben, weil ihn derzeit nur die geschlossene Unterbringung vor einem Alkoholrückfall bewahre und er erst zur Ruhe kommen müsse. Hans-Willi L. beantragt, dass seine Mutter als Betreuerin entlassen und stattdessen Eva Schwenk bestellt wird. Dem Antrag wird stattgegeben. Drei Tage vor seiner Entlassung „steckt" ihm eine Krankenschwester, dass er auf Anordnung des Dr. ... „morgen abgespritzt" werden soll, das heißt, das Medikament Haldol als Depot-Spritze erhalten soll. Eva Schwenk schreibt ein Telefax an den Ärztlichen Direktor: *Ich mache*

Sie darauf aufmerksam, dass sie in der Behandlung des Herrn L. bereits jetzt u.a. gegen den § 20 Abs. 1, 2 und 3 PsychKG (Landesgesetz für psychisch kranke Personen) *nachweislich verstoßen haben, und kann Sie vor einer Verabreichung einer Depotspritze gegen den Willen des Betroffenen und seiner Betreuerin nur warnen.* Hans-Willi L. hat sich schon einmal gegen die neuroleptische Behandlung gewehrt, und seine neue Betreuerin würde die Beschwerde fachlich begründen: Dass eine schizoaffektive Psychose in der Regel mit phasenprophylaktischen Medikamenten behandelt wird, die Klinik aber eine neuroleptische Dauermedikation etablieren will; dass eine schizoaffektive Psychose in der Regel kein Residuum ausbildet, die Klinik ein solches jedoch diagnostiziert hat; dass kein einziges wissenschaftliches Kriterium genannt ist, das die Diagnose einer schizoaffektiven Psychose begründen könnte; dass kein einziges Symptom genannt ist, das die Diagnose eines Residuums begründen könnte; dass kein einziges Symptom einer hirnorganischen Schädigung zu erkennen ist, die Klinik eine solche aber diagnostiziert hat; dass lediglich die Alkoholabhängigkeit zutreffend diagnostiziert wurde. Hans-Willi L. wird die Spritze nicht gegeben.

Hans-Willi L. hat eine idealistische Grundeinstellung zu seiner Umwelt. Für ihn ist jeder Mensch „von Grund auf gut". Immer wieder verzeiht er und setzt sich dadurch immer wieder Menschen und Situationen aus, die ihm schaden. Eigene Bedürfnisse stauen sich auf. In der Enthemmung durch den Alkohol wird ihm ein Nachgehen seiner Bedürfnisse erleichtert. Zusammen mit seiner Betreuerin arbeitet er seine psychische Problematik auf. Die Betreuung ist inzwischen aufgehoben.

Die Unterbringung eines Menschen in einer geschlossenen

psychiatrischen Abteilung erfolgt aufgrund eines Sachverständigengutachtens. Betroffene und Rechtsanwälte haben, wenn sie Beschwerde gegen eine Unterbringung einreichen, nur die Möglichkeit, auf die Einholung eines weiteren Sachverständigengutachtens zu verweisen.

Das Gericht, das über die Beschwerde zu entscheiden hat, ist jedoch nicht dazu verpflichtet, ein weiteres Gutachten einzuholen.

Im Fall des Hans-Willi L. ist selbst für einen Laien erkennbar, dass er sich aus Verantwortung für seine Gesundheit, nämlich um einen Alkoholrückfall zu vermeiden, auf die geschlossene Station hat verlegen lassen. Dennoch behauptet das Landgericht, die Unterbringung gegen seinen Willen sei *erforderlich, weil ... die Gefahr besteht, dass er sich selbst erheblichen gesundheitlichen Schaden zufügt.* – Wodurch?

Für einen Laien ist weiterhin erkennbar, dass Hans-Willi L. den festen Willen und Wunsch hatte, psychisch gesund zu werden und seine Lebenssituation zu verändern. Bis auf die neuroleptische Medikation ist er zu jeder Mitarbeit bezüglich seiner Alkoholerkrankung bereit. Dennoch behauptet das Landgericht, bei ihm seien *eine Krankheits- und Behandlungseinsicht nicht vorhanden.* – Eine Einsicht in eine Erkrankung, die er nicht hat?

Hans-Willi L. hat elf Tage lang auf der geschlossenen Station neuroleptische Medikamente eingenommen. Dann hat er eine weitere Einnahme abgelehnt, weil er sich dadurch zunehmend schlechter anstatt besser fühlte. Aber das Landgericht behauptet, dem könne *nicht gefolgt werden, die Medikamente* seien *notwendig und erfolgreich.* So muss er sie gegen seinen Willen weiter einnehmen. – Den Aussagen eines psychisch Kranken können die drei Richter der 2. Zivilkammer des

Landgerichtes nicht folgen. Wohl aber der falschen Diagnose der Landesnervenklinik.

„Die Kostenträger müssten doch ein Interesse an Kontrollen haben."

„Die Reaktion der Krankenkassen kann ich Ihnen am Fall Doris J. aufzeigen. Die Frau wurde auf Kosten der Krankenkasse so lange zugrunde therapiert, bis ihre Heimunterbringung beantragt wurde. Sie wissen, was eine Heimunterbringung bedeutet? So gut wie nichts mehr können Sie selbst bestimmen: Was Sie essen, wann Sie essen, wie Sie eingerichtet sind, was Sie sich im Fernsehen anschauen, wann Sie zu Bett gehen oder aufstehen, wann und wie Sie sauber machen oder waschen, wie lange Sie ausgehen, wann Sie Besuch bekommen. Sie müssen mit fremden Menschen auf engstem Raum zusammenleben –nur im Gefängnis und in der geschlossenen Station einer psychiatrischen Klinik lebt man noch stärker eingeschränkt und fremdbestimmt."

6

Nach 16 Jahren ist es soweit. In sieben teils monate-, teils jahrelangen Aufenthalten in der Landesnervenklinik wurde Doris J. in der Vergangenheit mit neuroleptischen Medikamenten behandelt, aufgrund der Diagnose einer paranoid halluzinatorischen Schizophrenie. Niemals ist sie freiwillig in die Klinik gegangen. Immer kam es zu Polizeieinsätzen mit Gewaltanwendung, bei denen die halbe Stadt zusah. Jetzt ist sie 45 Jahre alt und soll in einem Heim untergebracht werden. Die Klinik beantragt die Bestellung eines Betreuers, der die Formalitäten der Heimunterbringung erledigen soll. Die Patientin sei im Residuum, im Endzustand der schizophrenen Erkrankung.

Eva Schwenk wird zur Betreuerin bestellt mit den Aufgabenkreisen Vermögenssorge, Gesundheitsfürsorge, Aufenthaltsbestimmungsrecht. Doris J. hat in alle Maßnahmen der Klinik eingewilligt, von ihrer Betreuerin ist sie in Zukunft abhängig. Eva Schwenk fragt die Betreute, ob sie in einem Heim leben will. „Eigentlich nicht", ist die Antwort.

In den Gutachten der Klinik wird ein vernichtendes Bild von dem Menschen Doris J. gezeichnet. Sie wird beschrieben als

... *kindlich, realitätsfern, zu einer sinnvollen und längerfristigen Lebensplanung überhaupt nicht in der Lage, distanzlos, überwiegend völlig unvernünftig, unfähig, mit ihren finanziellen Verhältnissen zurechtzukommen.* Weiter habe ... *die Patientin das psychische und physische Niveau eines Kleinkindes und randaliert bei fehlender Impulskontrolle. Beim Abbruch der Behandlung und der damit verbundenen fehlenden medikamentösen Weiterbehandlung würde sich Frau J. innerhalb von wenigen Tagen erneut in einem psychotischen Zustand der Realitätsverkennung, Hilf-*

losigkeit und daraus resultierender Selbst- und Fremdgefährdung befinden.

Wie hat Doris J. seit dem Ausbruch ihrer Erkrankung in den vergangenen 16 Jahren gelebt?

Im Alter von 29 Jahren wird Doris J. krank, drei Jahre nach der Heirat mit August G. Dieser ist Elektriker, arbeitet aber nur, wenn er Geld braucht, das er dann auch meistens für sich alleine ausgibt. Doris J. hat zwei Kinder aus erster Ehe und bekommt zwei weitere in dieser Ehe. August G. trinkt und schlägt sie, aber das Schlimmste ist, dass sie ihre Kinder nicht versorgen kann. Sie bettelt um Geld, bei der Bank und bei ihren Eltern. Monatelang ist sie in der Landesnervenklinik untergebracht und ihre Kinder in Pflegefamilien. In Angstphasen wird sie ans Bett gefesselt. Obwohl in der Klinik die Medikamenteneinnahme überwacht wird, ohne die sie nach Angaben der Klinik innerhalb von wenigen Tagen psychotisch werden würde, wird sie wegen psychischer Auffälligkeiten immer wieder von der offenen Station auf die geschlossene zurückverlegt.

Wenn sie zu Hause ist, wendet sich Doris J. immer wieder mit der Bitte um Hilfe an das Gesundheitsamt. Sie will die Scheidung einreichen, hat aber Angst, dass ihr als psychiatrischer Patientin das Sorgerecht für ihre Kinder entzogen wird. Nach zwölf Jahren endlich zieht sie einen Antrag auf Scheidung nicht wieder zurück und ihr wird das Sorgerecht entzogen. Die älteste Tochter geht zum Vater, ein Sohn in eine Pflegefamilie. Für seine eigenen Kinder wird August G. das Sorgerecht zugesprochen. Eine Nachbarin von ihm soll sich als Tagesmutter um die Kinder kümmern und das Jugendamt soll öfter mal nach ihnen sehen. Mit der Scheidung wird Doris J. zur Sozialhilfeempfängerin. Fünf Jahre später muss

ihre Mutter infolge eines Treppensturzes in einem Altenheim untergebracht werden. Doris J. hätte sie gerne zu sich
genommen. Ihre Mutter war eine Freundin für sie und ohne
ihre Hilfe hätte sie ihre Kinder nicht durchbringen können.
Aber Doris J. ist zu krank, um ihre Mutter zu pflegen.

Während ihres letzten Klinikaufenthaltes wird ihre Geldbörse
mit dem Personalausweis gestohlen. Sie zeigt den Diebstahl
an, aber als die Polizei in die Klinik kommt, wird ihr vom
Personal gesagt, Frau J. sei psychotisch und nicht bestohlen
worden. Mit Hilfe eines Mitpatienten beantragt sie in der Stadt
einen neuen Personalausweis, denn sie ist wirklich bestohlen
worden. Eine Nachtschwester schlägt ihr wortlos mitten ins
Gesicht, weil sie aus Angst die kleine Lampe über ihrem
Bett hat brennen lassen. Zu ihrem Geburtstag bekommt sie
Wochenendurlaub. Ihr Vater holt sie und zwei Mitpatienten
mit dem Auto ab. Ihre Wohnung findet sie in verwahrlos-
tem Zustand vor. Ihr damaliger Freund hat den Schlüssel zur
Wohnung einem Bekannten überlassen, der die Wohnung im
Dreck hinterließ. Doris J. geht nicht zurück in die Klinik. Zuerst
will sie aufräumen und sauber machen. Bei ihrem Chaos im
Leben ist ihr die Ordnung in der Wohnung sehr wichtig. Sogar
„zu sauber" sei sie, sagt ihre langjährige Vermieterin. Doch
sie kommt nicht zum Aufräumen und Saubermachen, weil die
Klinik ihre sofortige zwangsweise Rückführung durch die Polizei beantragt. Im Unterbringungsbeschluss heißt es: *Nach vor-
übergehender Besserung wurde sie auf die offene Station verlegt,
entfernte sich dann am Wochenende vom 19./20. Juni* (Anm.:
Geburtstag hat sie am 18. Juni) *unerlaubt mit zwei Mitpatienten
aus der Klinik und fuhr mit diesen nach ..., wobei sie selbst den
Pkw führte.* Aber Doris J. kann gar nicht Auto fahren. Ihr Vater hatte sie gefahren, weil sie zu ihrem Geburtstag wirklich

Urlaub bekommen hatte. Als sie noch mal nach Hause darf, fährt eine Sozialarbeiterin mit, um sie in der Werkstatt für Behinderte anzumelden, die sie später vom Heim aus besuchen soll. Und weil man ihr beim letzten Aufenthalt zu Hause keine Zeit gelassen hatte, die Wohnung aufzuräumen, steht dann in einem Gutachten der Landesnervenklinik, Doris J. selbst sei verwahrlost: *Die Wohnung von Frau J. wurde völlig verwahrlost von einer Sozialarbeiterin unserer Klinik vorgefunden.*

Drei Monate nach ihrer Bestellung zur Betreuerin holt Eva Schwenk Doris J. nach Hause. Eine Heimunterbringung verweigert sie mit dem Verweis auf das Betreuungsrecht, wonach der Betreuer dem Interesse und dem Willen des Betreuten verpflichtet ist und nicht dem Willen der Klinik. Wie von der Klinik eingeleitet, besucht Doris J. aber die Werkstatt für Behinderte. Knapp anderthalb Jahre später „gesteht" sie ihrer Betreuerin, als diese aus dem Urlaub zurückkommt, dass sie sich ihre Spritze nicht mehr hat geben lassen. Das habe sie auch früher immer so gemacht, wenn sie sich wieder besser gefühlt habe. Außerdem gehe sie nicht mehr in die Werkstatt. Die Arbeit sei ihr zu monoton. Sie wolle eine richtige Arbeit. Dem Arbeitsamt liegen bisher nur die vernichtenden Gutachten der Landesnervenklinik vor. Deshalb beantragt die Betreuerin eine erneute Begutachtung durch das Arbeitsamt selbst. Ein psychologischer Test bescheinigt Doris J.: *... leicht unterdurchschnittliche Leistungen ... ihre Unsicherheiten und Ängste gegenüber den Anforderungen des Testes überwand sie schnell ... auch zeigte Frau J. deutlichen Leistungswillen und Ausdauer ...* Die ärztliche Begutachtung ergibt: *Bei der heutigen Begutachtung verhält sich Frau J. psychisch unauffällig ... eine Eingliederung auf dem allgemeinen Arbeitsmarkt sollte für 4–6 Stunden täglich versucht werden ...*

Aber Doris J. ist psychisch krank. In den Berichten an das Vormundschaftsgericht schreibt Eva Schwenk, dass die Betreute zwar nicht an einer Schizophrenie, aber an einer affektiven Störung erkrankt ist. Bei affektiven Störungen wechseln Krankheitsphasen mit gesunden Intervallen. Die grundlegende medikamentöse Behandlung besteht in phasenprophylaktischen Medikamenten, die einem Entstehen der Phasen vorbeugen. Nur in schweren akuten Phasen werden zusätzlich neuroleptische Medikamente oder Antidepressiva eingesetzt. Damit Doris J. richtig behandelt werden kann, ist die Betreuerin darauf angewiesen, einen Arzt zu finden, der die bestehende Diagnose einer Schizophrenie hinterfragt. An das Vormundschaftsgericht schreibt sie: *Ebenfalls äußerst schwierig ist es, einen Facharzt zu finden, der Frau J. nicht als Schizophrene behandelt.* Bei mehreren niedergelassenen Ärzten stellt sie Doris J. vor, doch keiner ist bereit, die Diagnose der Landesnervenklinik zu überprüfen.

Ein Jahr nachdem Doris J. die Werkstatt verlassen und die neuroleptischen Medikamente abgesetzt hat, gerät sie in eine Krankheitsphase. Freiwillig begibt sie sich in stationäre Behandlung einer neu eröffneten psychiatrischen Abteilung in einem städtischen Krankenhaus. Der zunächst behandelnde Arzt hat zuvor in der Landesnervenklinik gearbeitet und kennt Doris J. Er will ihr ausschließlich Neuroleptika verabreichen, womit die Betreuerin nicht einverstanden ist. In einer mehrseitigen Stellungnahme an den Chefarzt beschreibt Eva Schwenk die Krankheitssymptomatik, die sie bei Doris J. beobachtet und aus den Akten des Gesundheitsamtes und der Landesnervenklinik zusammengetragen hat. Der Chefarzt stellt die Medikamente um, behandelt zuerst mit verschiedenen Antidepressiva. Die medikamentöse Einstellung ist schwierig. Einige Medikamente lösen Angstattacken aus. Wieder und wieder muss Doris J. in stationäre Behandlung, aber immer geht sie freiwillig. Es sind keine Unterbringungen notwendig. Nach einigen Monaten wird mit der Verabreichung von phasenprophylaktischen Medikamenten begonnen.

Doris J. stabilisiert sich. Sie versorgt ihren eigenen Haushalt und den ihres neuen Freundes. Sie hat Kontakt zu dessen Familie und Bekannten und zu Mitpatienten aus der psychiatrischen Abteilung des städtischen Krankenhauses. Den Sommer verbringt sie auf einem nahe gelegenen Campingplatz mit der Familie des Freundes. Doris J. ist 53 Jahre alt, als sie erstmals aus ihrer Heimatstadt herauskommt. Für zwei Wochen besucht sie ihren Sohn in N. Er geht mit ihr und seinen Freunden aus und verwöhnt sie. Sie verabreden, sich öfters gegenseitig zu besuchen. Sie hilft ihre pflegebedürftige ehemalige Schwiegermutter zu versorgen und besucht ihre Mutter wöchentlich im Altenheim. Jetzt kann sie fast bürgerlich leben und muss verarbeiten, dass sie um 20 Jahre ihres Lebens betrogen wurde.

Eine phasenprophylaktische Behandlung bei affektiven Störungen führt in 70% der Fälle zu einem Ausbleiben der Krankheitsphasen, oder diese werden deutlich kürzer und leichter. Doris J. gehört zu den 70 Prozent. Das zeigt ihre psychische Stabilisierung seit dem Beginn der phasenprophylaktischen Behandlung. Sie hat inzwischen auch gelernt, die Krankheitsphasen zu erkennen und auf Belastungssituationen zu reagieren, die diese auslösen können. Wäre ihre Erkrankung von Anfang an richtig behandelt worden, hätten sie, ihre Kinder und ihre Eltern ein anderes Leben führen können.

Von dem, was in den Gutachten der Landesnervenklinik über

Doris J. geschrieben steht, ist nichts wahr. Nicht sie hat zu Hause randaliert, sondern auf die Randale ihres Ehemannes in Krankheitsphasen unangemessen reagiert. Sie hat nicht das Niveau eines Kleinkindes, sondern ist in der Lage, in tragfähigen Beziehungen zu leben. Sie ist nicht unfähig, mit ihren finanziellen Verhältnissen zurechtzukommen, sondern regelt ihre finanziellen Angelegenheiten alleine. Aber sie hat Angst vor Behörden und Ärzten; Angst, dass man gegen ihren Willen handelt und sie sich nicht wehren kann. Sie ist nicht krankheitsuneinsichtig, sondern tut alles, um das Ausbrechen von Krankheitsphasen zu vermeiden, einschließlich der sorgfältigen Einnahme der phasenprophylaktischen Medikamente. Es ist nicht das unrealistische Pläneschmieden einer Geisteskranken, wieder zu Hause leben zu wollen, wie es die Fachärzte behaupten, sondern es ist Realität.

Immer wenn Doris J. aus der Landesnervenklinik entlassen wurde, setzte sie aus eigenem Entschluss nach kurzer Zeit die neuroleptischen Medikamente wieder ab, sodass als körperliche Spätfolgen der falschen Medikation „nur" unwillkürliche Zungenbewegungen und Muskelschmerzen beim Gehen zurückgeblieben sind. Aber von ihren Aufenthalten dort ist sie traumatisiert. Wann immer es ihr schlechter geht, ist die Angst vor einer Unterbringung in dieser Klinik größer, als die Angst vor ihrer Erkrankung.

Doris J. ist bei der AOK versichert. Als die Krankenkasse eine Stelle zur Überprüfung ärztlicher Behandlungsfehler einrichtet, meldet Eva Schwenk den Fall. Doris J. wurde 20 Jahre lang ausschließlich neuroleptisch behandelt, mit dem Ergebnis, dass sie zum Betreuungsfall wurde und in einem Heim untergebracht werden sollte. Erst durch die phasenprophylaktische Behandlung der Erkrankung stabilisierte sie sich.

Nach einer Bearbeitungszeit von sieben Monaten kommt die Antwort.

Bearbeitet hat die Sache ein Medizinischer Dienst der Krankenkassen, der seinen Sitz nicht im Einzugsbereich der Klinik hat. Ob die AOK den dort ansässigen Medizinischen Dienst nicht beauftragt hat oder dieser die Begutachtung abgelehnt hat, ist nicht bekannt. Der Gutachter, der den Fall übernommen hat, geht jedenfalls davon aus, dass Eva Schwenk die Tochter von Doris J. ist, trotz eines Altersunterschiedes von nur 11 Jahren, der dem Gutachter bekannt ist. Eine Untersuchung der Betroffenen hat nicht stattgefunden und die Patientenakte der Landesnervenklinik hat der Gutachter nicht eingesehen, obwohl er zuvor um eine diesbezügliche Schweigepflichtentbindung gebeten und diese auch erhalten hat.

Der Gutachter des Medizinischen Dienstes der Krankenkassen ist Facharzt für Chirurgie. Laut seinem Gutachten hat er aber mit einem Facharzt für Psychiatrie telefoniert. In insgesamt sechs Sätzen begründet er dann das Ergebnis seiner Bemühungen: *Kein Anhalt für eine fehlerhafte Behandlung.*

Die Betreuerin (Tochter) erhebt den Vorwurf, dass ihre Mutter unter der falschen Diagnose einer Schizophrenie von der Landesnervenklinik mit Neuroleptika falsch behandelt worden sei und jetzt unter den Spätfolgen der Therapie leide. ... die Neuroleptikagabe in der LNK (ist) unabhängig von der Diagnose erfolgt ... und ... früher ist eine andere diagnostische Einteilung geübt worden ...

Die Betreuerin schreibt der Krankenkasse: *Ich verstehe jetzt, warum die Bearbeitung so lange gedauert hat. Es war sicher nicht einfach, einen Arzt zu finden, der sich für ein solches „Gutachten" hergibt. -*

„Ein Facharzt für Chirurgie beurteilt einen solchen Fall und holt sich nicht einmal die Akten! Die Medikamente soll die Frau unabhängig von der Diagnose bekommen haben! Hat er auch unabhängig von der Diagnose operiert?"

„Mutter verrückt – der Vorwurf der Tochter verrückt, ist die Aussage seines Gutachtens. Wieder und wieder und wieder wird ein psychiatrischer Patient zum Opfer gemacht. Und wer nicht mitmacht, wird als *unsinnig* oder sogar als *gefährlich* bezeichnet, wie es die Landesnervenklinik im Fall der Betreuerin Eva Schwenk getan hat."

7

Eva Schwenk ist Angestellte eines Betreuungsvereines und wird als solche von den Vormundschaftsrichtern zur Betreuerin psychisch kranker Menschen bestellt. Zuerst beantragen einzelne Ärzte der Klinik bei den zuständigen Richtern ihre Entlassung aus einzelnen Betreuungen. Begründet werden die Entlassungsanträge damit, dass die Betreuerin ihre Pflichten vernachlässige und verletze und die ihr anvertrauten Personen gefährde. Die Richter prüfen die Vorwürfe und entlassen die Betreuerin nicht, sondern bestellen sie noch für weitere Patienten der Klinik. Es liegen keine Pflichtverletzungen oder Pflichtvernachlässigungen vor und den Betreuten geht es gut, sie haben sich sogar stabilisiert. Daraufhin wendet sich die Klinikleitung an den Arbeitgeber.

Der Ärztliche Direktor leitet sein Schreiben mit den Worten ein: *Zur allgemeinen Vorgeschichte teile ich Ihnen mit, dass Ihre Mitarbeiterin Frau Schwenk im Landkreis bei ihren Ansprechpartnern Klinik, Betreuungsbehörde, Vormundschaftsrichter, Patienten, Sozialarbeitern mittlerweile einen traurigen Bekanntheitsgrad bezüglich unprofessionellem Arbeiten und grobem Fehlverhalten erlangt hat.* Auf sechs Briefseiten nennt er ... *Beispiele für die unerträgliche Zusammenarbeit und Gefährdung von Patienten durch Frau Schwenk im Rahmen ihrer Betreuungsaufgaben* und Beispiele für *das destruktive Agieren von Frau Schwenk.* Er droht mit einem zivilrechtlichen Verfahren gegen die Angestellte wegen Rufschädigung und schreibt: ... *wir können allerdings das Verhalten ihrer Mitarbeiterin und die von ihr ausgehende Gefährdung für unsere Patienten nicht weiter zulassen und müssen Sie daher auffordern, in Ihrer Organisation für sofortige Abhilfe zu sorgen. Da praktisch täglich neue, zum Teil* erhebliche Probleme von Frau Schwenk ausgehen, bitten wir Sie, unser Schreiben innerhalb der nächsten 14 Tage zu beantworten. Außer dem Ärztlichen Direktor unterzeichnen zwei weitere leitende Ärzte.

Eva Schwenk wird an den Beispielen von fünf Patienten ganz konkret vorgeworfen, *falsche Diagnosen* gestellt zu haben, *therapeutische Bündnisse zwischen Patienten und Stationsärzten zerstört* zu haben, *Therapieerfolge zerstört* zu haben, Patienten *vital gefährdet* zu haben, *völlig kontraindizierte Maßnahmen* ergriffen zu haben, ihre *Betreuungsaufgaben vernachlässigt* zu haben, wodurch den Patienten rechtliche Nachteile entstanden seien, die Krankenkassen geschädigt zu haben, Suizidversuche bei den Patienten verschuldet zu haben.

Die Vorwürfe sind nicht haltbar, und so antwortet der Arbeitgeber: *Sehr geehrter Herr Dr. ..., die Vorwürfe, die Sie in Ihrem Brief vom ... gegen unsere Mitarbeiterin Frau Schwenk erheben, zwangen uns zu einer gründlichen Prüfung, und das brauchte seine Zeit. Zunächst müssen wir festhalten, dass nicht wir die Betreuer zu überwachen haben, sondern dass das ausschließlich Aufgabe des Betreuungsgerichtes ist und folglich der Betreuer auch nur dem Betreuten und dem Betreuungsrichter verantwortlich ist. Da, wo Sie Frau Schwenk vorwerfen, ihre ureigensten Aufgaben als Betreuerin vernachlässigt zu haben, haben wir durch Rücksprache mit den Betreuungsrichtern festgestellt, dass keine Pflichtverletzungen vorliegen. Unsere Gespräche mit den Betreuungsrichtern und der Betreuungsbehörde ergaben, dass Frau Schwenk dort gut bekannt ist, aber im positiven Sinn. Es wurde ausdrücklich gelobt, dass sie die Interessen der Betreuten vertritt, einen sehr guten Umgang mit den Betreuten habe und mit Behörden und Richtern gut zusammenarbeite. ... Auch ihre Berufsbezeichnung führt sie rechtmäßig. Wir haben also als Arbeitgeber von Frau Schwenk keinen Grund, ihre Arbeit zu rügen.* — Die fachliche Arbeit der Betreuerin ist vollkommen in Ordnung. Trotzdem wird ihr zwei Jahre später gekündigt.

8

Eva Schwenk lernt immer mehr Menschen kennen, die durch die unhaltbare und unwissenschaftliche psychiatrische Diagnostik der Landesnervenklinik zu Opfern gemacht wurden; denen durch die diffamierenden und diskriminierenden Aussagen in den Gutachten die Lebenswege verbaut wurden; gegen die, aufgrund der falschen Diagnostik und defizitären Begutachtung, Maßnahmen gegen ihren Willen ergriffen und von der Justiz legalisiert wurden.

Sie dokumentiert die Fälle, und nachdem einige Patienten psychisch stabilisiert und bereit sind auszusagen, wendet sie sich an das Ministerium für Arbeit, Soziales und Gesundheit. Inzwischen hat der Betreuungsverein den Diplom-Psychologen Christian Röhrig eingestellt, der sie unterstützt. Im Landesgesetz für psychisch kranke Personen (PsychKG) ist das Ministerium für Arbeit, Soziales und Gesundheit als oberste Aufsichtsbehörde über die Klinik festgeschrieben. Die beiden Psychologen fordern die Ausübung der Aufsichtspflicht und eine Untersuchung der *unwissenschaftlichen und menschenverachtenden* psychiatrischen Praxis der Klinik und reichen eine Dokumentation mit ein. Die Antwort des Ministeriums: *Auch wenn man in verschiedenen Fragen eine durchaus unterschiedliche Beurteilung vornehmen kann, sehe ich keinen Grund, ... Maßnahmen von Seiten des Ministeriums einzuleiten.*

Mit dieser Aussage gibt das Ministerium psychiatrische und somit wissenschaftliche Beurteilungen der Beliebigkeit anheim. Eva Schwenk und Christian Röhrig wenden sich an den Ministerpräsidenten, schicken ihm Kurzdokumentationen von Patienten, zum Beleg der *unwissenschaftlichen und menschenverachtenden* Praxis, bieten Einsicht in ihre Unterlagen und die Aussagen Betroffener an. Die Staatskanzlei bedankt sich für die Informationen und schreibt: ... *der Ministerpräsident hat eine Prüfung der Vorgänge durch das Ministerium für Arbeit, Soziales und Gesundheit veranlasst.* Doch es passiert nichts, zehn Monate lang, trotz weiterer Erinnerungen und Nachfragen, bis eine ehemalige Patientin der Landesnervenklinik ihren 5-jährigen Sohn tötet.

Corinna G. ist 32 Jahre alt, als Eva Schwenk ihre Betreuung übernimmt. Die Landesnervenklinik diagnostiziert eine *manisch-depressive Psychose* mit *sekundärem Haschischkonsum.* Eva Schwenk diagnostiziert eine *Borderline-Persönlichkeitsstörung mit sekundärem Haschischkonsum.* Nach vier Monaten beantragt die Betreuerin die geschlossene Unterbringung von Corinna B. wegen Selbstgefährdung. Daraufhin beantragt diese einen Betreuerwechsel, dem auch stattgegeben wird. In der Stellungnahme zu ihrer Entlassung schreibt Eva Schwenk: *Die Diagnose der LNK ist falsch, denn Frau G. leidet an einer Borderline-Persönlichkeitsstörung. Ich könnte diese äußerst schwierige psychische Problematik mit Frau G. aufarbeiten ...*, wenn die Betroffene selbst hierzu eine Bereitschaft hätte. Dies ist jedoch nicht der Fall, was durch ihren Wunsch, mich als Betreuerin zu entlassen, deutlich wird, der zusätzlich von den Eltern und den behandelnden Therapeuten unterstützt wird. Dass die Betroffenen selbst eine Auseinandersetzung mit ihrer Persönlichkeitsstörung zu meiden versuchen, ist ein wesentliches Merkmal der Persönlichkeitsstörungen. ... Die Verantwortung für die weitere Entwicklung, die Frau G. nehmen wird, liegt jedoch bei der LNK und nicht bei ihr. Da sie mit der Diagnose einer manisch-depressiven Psychose falsch behandelt wird, wird sie die Symptomatik der Borderline-Persönlichkeitsstörung immer ungezügelter und fixierter ausleben. ... Aufzuhalten wäre diese Entwicklung nur durch eine richtige Behandlung.*

Knapp zwei Jahre später liest Eva Schwenk in der Zeitung: *Der fünfjährige Lukas ist wohl tot – Vermisste 34-jährige Mutter lebend gefunden,* und: *Gegen Lukas Mutter wird ermittelt – Totschlag? Die 34-Jährige wurde in die Psychiatrie eingewiesen.* Lukas war der Sohn von Corinna G.

In der kurzen Zeit der Betreuung hat Eva Schwenk den Sohn von Corinna G. zweimal gesehen. Er lebte bei seinen Großeltern, die das Sorgerecht für ihn wollten. Seit seiner Geburt war er der Hauptstreitpunkt zwischen Corinna G. und ihren Eltern. In der Zeitung steht, dass auch Corinna G. inzwischen wieder bei ihren Eltern gelebt habe. An einem Dienstag sei sie spurlos verschwunden und habe ihren Sohn mitgenommen. In einem Abschiedsbrief habe sie ihren Selbstmord angekündigt. Die sofort ausgelöste Suchaktion, noch in der gleichen Nacht, sei ohne Ergebnis verlaufen. Am nächsten Morgen sei Corinna G. von einem Motorbootfahrer auf einer Rheinaue gefunden worden. Am Abend sei die Leiche des Kindes in der Nähe eines Strandbades am Rheinufer angeschwemmt worden.

Eva Schwenk schreibt an den ermittelnden Staatsanwalt. Unter dem Hinweis auf die Betreuungsakte des Amtsgerichtes, in der die verschiedenen diagnostischen Einschätzungen festgehalten und begründet sind, regt sie die Begutachtung durch einen von der Landesnervenklinik unabhängigen Gutachter an, *damit wenigstens eine Chance zur Aufklärung des Todes von Lukas besteht.*

Nachdem Eva Schwenk vom Tod des Kindes gelesen hat, beschließt sie, eine Veranstaltung in einem Nachbarort zu besuchen, zu der sich der Ministerpräsident angekündigt hat. Am Ende der Veranstaltung spricht sie ihn an. Sie erinnert an ihre Schreiben zu der psychiatrischen Praxis der Landesnervenklinik und zeigt ihm die Zeitungsausschnitte zum Fall Corinna G. Würde Lukas noch leben, wenn seine Mutter in der Klinik richtig behandelt worden wäre? Ob der Sozialminister sich noch nicht bei ihr gemeldet habe, will der Ministerpräsident wissen. Nein, das letzte Schreiben in dieser Sache hat sie vor fünf Monaten aus der Staatskanzlei erhalten. Dann müsse er sich noch mal darum kümmern, sagt er.

Einige Tage später schreibt der Ministerpräsident an Eva Schwenk: *Die von Ihnen bereits seit längerem geäußerten Vorwürfe gegen den Ärztlichen Direktor der Landesnervenklinik nehme ich sehr ernst. Ich habe das zuständige Ministerium für Arbeit, Soziales und Gesundheit erneut informiert. ... Es wird daher in den kommenden Tagen ein Gespräch zwischen dem Ministerium und der Klinikleitung stattfinden.*

Im Fall Corinna G. beauftragt die Staatsanwaltschaft keinen unabhängigen Gutachter. Die Landesnervenklinik macht das Gutachten selbst. In den Zeitungen ist von dem Fall weiter nichts mehr zu lesen und Eva Schwenk hört auch nichts mehr vom Ministerpräsidenten oder dem Sozialminister. So zeigt sie zusammen mit Christian Röhrig die Menschenrechtsverletzungen in der Landesnervenklinik der Europäischen Menschenrechtskommission in Straßburg an; denn Verbrechen an Menschen, die von staatlicher Seite betrieben werden, sind Menschenrechtsverletzungen. (Von Corinna G. liest sie drei Jahre später wieder in der Zeitung. Unter ihrem Foto steht: *37-jährige ... vermisst – Seit vergangenen Dienstag wird die 37-jährige Corinna G. aus ... vermisst. ... Die Vermisste, die im Raum ... vermutet wird, könnte in einer hilflosen Lage sein und benötigt dringend Medikamente ...*)

Die Europäische Menschenrechtskommission antwortet schnell. Sie könne erst dann tätig werden, wenn die Anzeigenerstatter nachweisen können, dass im eigenen Land alle Rechtsbehelfe ausgeschöpft sind. Also wenden sich die beiden an den Petitionsausschuss des Bundeslandes. Die gesamte Eingabe an die Menschenrechtskommission reichen sie dort ein mit der Bitte, die Landesregierung zu einer Untersuchung und zur Beantwortung ihrer Anzeige zu veranlassen. Dann trifft der Ministerpräsident den Bürgermeister der Stadt, in welcher der Betreuungsverein ansässig ist, bei dem Eva Schwenk angestellt ist, und kurz darauf trifft Eva Schwenk den Bürgermeister. Was sie da eigentlich mache, wird sie vom Bürgermeister gefragt: „Das geht ja so weit, dass der Ministerpräsident mich gefragt hat, wann die Sache mit Ihnen ein Ende hat." Die Ehefrau des Bürgermeisters hat als Kreisvorsitzende des Trägers des Betreuungsvereines das Sagen im Vorstand. Alle Beteiligten sind der gleichen politischen Partei verbunden. Eva Schwenk wird gekündigt.

9

Die Kündigung trifft nicht nur die Betreuerin, sie trifft auch die Betroffenen und ihre Angehörigen. Sie schreiben dem Arbeitgeber.

Carmen M.: *Sehr geehrte Damen und Herren! Ich möchte hiermit sagen, wie wichtig Eva Schwenk für mich ist! Für mich ist sie in ihrer Arbeit und auch als Mensch nicht zu ersetzen! Dass es mir jetzt wieder so gut geht, habe ich einzig und alleine ihr zu verdanken. Sie war immer für mich da, Tag und Nacht, und sie hat stundenlang über alles mit mir geredet! Ich werde keine andere Betreuerin akzeptieren! Außerdem werde ich alles tun, was in meiner Macht steht, damit diese Ungerechtigkeit nicht passiert. Mit freundlichem Gruß, Carmen M.*

Irmgard M.: *Sehr geehrte Damen und Herren! Ich möchte mit diesem Schreiben mein Bedauern über die Entlassung der Betreuerin Frau Eva Schwenk zum Ausdruck bringen. Es ist unbegreiflich, eine so fähige Betreuerin zu entlassen. Sie hat bei der Betreuung meiner Tochter und auch für mich als Angehörige und Mutter viel mehr als ihre Pflicht getan. Frau Schwenk hat mit Menschlichkeit, Geduld und Liebe meiner Tochter die Angst genommen. Sie war immer für uns da. Ich werde keine andere Betreuerin für meine Tochter akzeptieren. Ich bin eigentlich davon ausgegangen, dass der Betreuungsverein die Rechte der „Betreuten" vertritt. Ist Ihnen eigentlich klar, was Sie den „Betreuten" mit dieser Entlassung antun. Ich hoffe doch, dass die Vernunft siegt. Ich finde, es ist Ihre Pflicht, jedem Zweifel im Interesse der „Betreuten" nachzugehen. Ich finde es wunderbar, dass es Menschen wie Frau Schwenk gibt, die den Mut haben, für Gerechtigkeit zu kämpfen. Wenn ich an Frau Schwenk denke, empfinde ich Dankbarkeit und Sympathie. Mit der Bitte um Einsicht und mit freundlichem Gruß, Irmgard M.*

Susanna Z.: *Sehr geehrte Vorstandsmitglieder! Durch die Presse und im Gespräch mit Eva Schwenk habe ich von der Kündigung des Arbeitsverhältnisses erfahren. Es ist mir unbegreiflich, warum ein Verein, dessen Interesse es ist, alles zu tun, was den Betreuten weiterhilft, einer so guten und so engagierten Kraft kündigt. Wenn Frau Schwenk sich für die Belange der von ihr Betreuten einsetzt, so ist das doch sehr positiv. Gerade in Fachkliniken wird oft durch zu viele Medikamente den Patienten mehr geschadet als geholfen. Das habe ich selbst schmerzlich erfahren. Es ist doch wohl Aufgabe des Arbeitgebers, Missständen, die ihm angezeigt werden, nachzugehen, zu prüfen und gegebenenfalls abzustellen. Wenn stattdessen die Kündigung ausgesprochen wird, um die lästige Mahnerin loszuwerden, so frage ich mich, zu wessen Wohlfahrt hat Ihr Verein hier gehandelt? Die fachliche, berufliche Kompetenz der Eva Schwenk ist wohl unumstritten, das habe ich in etlichen Beratungen erfahren. Es ist ja auch Ihre Absicht, Frau Schwenk ein qualifiziertes Zeugnis auszustellen. Da mir die ganze Sache unlogisch erscheint, wäre ich Ihnen für eine klärende Antwort dankbar. Mit freundlichen Grüßen, Susanna Z.*

Gabi R.: *Ich, Gabi R., will, dass die Eva Schwenk als meine Betreuerin weiter hier bleibt, da ich viel von ihr gelernt habe und sie sich viel für mich eingesetzt hat und da ich sehr zufrieden bin. Sie soll weiter meine Betreuerin bleiben, wie es ist. Ich weiß nicht, warum Ihr die Eva hier weghaben wollt. Ich will keinen neuen Betreuer ... Gabi R.*

Gabi R. schreibt weiter, dass sie keinen neuen Betreuer will, der in ihre Akten hineinsieht. Ihre Gerichtsakte ist sehr dick. Es steht drin, dass sie aufgrund einer Hirnhautentzündung lernbehindert ist, dass sie entmündigt und später sterilisiert wurde, dass sie wegen des Diebstahls von Alkohol und Kinderkleidung einschlägig vorbestraft ist, dass sie sich für fünf

Mark prostituiert hat, dass sie randaliert, „säuft", ihr Ehemann sie schlägt und ständig die Polizei bei ihr im Haus ist.

Gabi R. arbeitet als Hilfsarbeiterin und heiratet im Alter von 18 Jahren einen gelernten Edelsteinschleifer. Das Ehepaar wohnt im Haus der Eltern von Gabi R. Im Erdgeschoss haben sie ein Bad, ein Schlafzimmer und ein Wohnzimmer. Die Küche teilen sie sich mit den Eltern, die im ersten Stock wohnen. Im zweiten Stock lebt die Schwester mit ihren drei Kindern. Als Eva Schwenk die Betreuung übernimmt, ist Gabi R. 38 Jahre alt und seit fast 20 Jahren alkoholabhängig. Zuvor waren die Schwester, dann der Vater, dann die Mutter zu Pflegern bestellt. In den ersten Jahren der Abhängigkeit war Gabi R. drei Mal in der Landesnervenklinik zur Entgiftung und für sechs Monate in einem soziotherapeutischen Wohnheim. In der Klinik und im Wohnheim hat sie keine Mühe, abstinent zu bleiben, doch sobald sie zu Hause ist, trinkt sie. Der Direktor des Gesundheitsamtes schreibt schon in den ersten Jahren ihrer Alkoholabhängigkeit: ... *handelt es sich bei Frau R. um eine schwachsinnige Alkoholikerin. ... Die Aussichten auf eine erfolgreiche Entwöhnungsbehandlung sind gleich null. ... Angestrebt werden sollte deshalb eine regelrechte Verwahrung in einem dafür geeigneten Haus.* Immer wieder versucht die Familie, mit Ausnahme des Ehemannes, Gabi R. in der Landesnervenklinik oder sonst wo unterzubringen. Die Gerichtsakte ist voll mit Anträgen, aber die Richter und Ärzte haben den Fall aufgegeben. Sie warten darauf, dass die inzwischen noch von weiteren Fachärzten prognostizierte Verwahrung ansteht. So schreibt der Vormundschaftsrichter: ... *werde ich in dieser Sache nichts veranlassen. Die enttäuschenden Erfahrungen der Vergangenheit haben gezeigt, dass Frau R. auf Dauer nicht zu helfen ist.* Doch es kommt anders.

Seit ihrem 40. Geburtstag ist Gabi. R. „trocken", inzwischen sind es fast neun Jahre. Die Einwilligungsvorbehalte in der Betreuung werden aufgehoben, sie regelt alle Angelegenheiten des täglichen Lebens selbst. Als der Chef des Ehemannes die beiden in der Stadt sieht, fragt er ihn am nächsten Morgen, ob er keine Angst habe, von seiner Frau gesehen zu werden, wenn er mit einer anderen Frau Hand in Hand spazieren gehe. So sehr hat Gabi R. sich auch äußerlich verändert.

Gabi R. ist trocken, weil sie gelernt hat, mit den unterschiedlichen Persönlichkeiten in der Familie umzugehen, ganz besonders mit den Eigenschaften ihrer Mutter. Die Mutter hat ständig ein volles Haus. Jeder Besuch ist willkommen und wird bewirtet. Ist der Besuch gegangen, lässt sie kein gutes Haar an ihm. Genauso ist es mit den eigenen Familienangehörigen und deren Bekannten und Verwandten. Sind sie da, gibt es keinen Konflikt, höchstens über andere schimpft man gemeinsam. Sind sie weg, erzählt die Mutter ihrer Tochter, wie wenig mit ihnen anzufangen sei. So wurde Gabi R. in ihren eigenen emotionalen Bindungen zu anderen Menschen beständig gestört. Aber sie lernt, das Verhalten ihrer Mutter, die sie sehr mag, nicht so ernst zu nehmen und sich selbst ihre Meinung zu bilden.

Zwei Monate geht Gabi R. zu einer sogenannten Festigungsbehandlung (Anm.: Eine Festigungsbehandlung dauert, im Unterschied zu einer mehrmonatigen Entwöhnungsbehandlung, nur wenige Wochen) in eine Fachklinik. Allein für die Beantragung braucht Eva Schwenk über ein halbes Jahr, weil der Kostenträger die Behandlung aufgrund der vorliegenden ärztlichen Stellungnahmen zunächst nicht zahlen will. Nach der Festigungsbehandlung macht Gabi R. verschiedene Arbeitspraktika, für die sie außer guten Zeugnissen nichts bekommt. Dann wird ihre zuckerkranke Mutter fast blind, und Gabi R. bleibt zu Hause, um sie zu pflegen. Zum Geburtstag bekommt sie von ihrer Schwester eine Torte mit Kirschlikör. Aber sie sieht es noch rechtzeitig und hat „kein Stück davon gegessen".

Klaus-Dieter W.: *Sehr geehrte Damen und Herren, als ich erfuhr, dass Frau Eva Schwenk entlassen wurde, war ich wie geschockt. Frau Eva Schwenk war mir immer eine liebe und hilfsbereite „Betreuerin", und sie hat sehr viel für mich getan! Es wäre mir persönlich am liebsten, wenn Frau Schwenk mich weiterhin betreuen und mir mit Rat und Tat zur Seite stehen würde. Ich bin nicht gewillt, mich von einer anderen Person als Eva Schwenk betreuen zu lassen. Bitte nehmen Sie dies zur Kenntnis. Hochachtungsvoll, Klaus-Dieter W.*

Manuela K.: *Sehr geehrte Damen und Herren, ich bin nicht damit einverstanden, dass Sie Eva Schwenk entlassen, da wir kranken Menschen Eva brauchen, denn Eva hilft uns. Ich würde gerne mehr schreiben, aber es fällt mir schwer, da ich nicht richtig schreiben kann. Aber ich will Eva helfen. Hochachtungsvoll, Manuela K.*

Ludmilla Sch.: *Sehr geehrte Damen und Herren, mit Bestürzung habe ich den Bericht vom ... in der Allgemeinen Zeitung hinsichtlich der Kündigung von Frau Eva Schwenk gelesen. Ich kenne Frau Schwenk seit 19... und bin selbst seit 19... zur Betreuerin für meinen Bruder bestellt und somit mit der Materie vertraut. In dieser Zeit hat sich Frau Schwenk aufopfernd, korrekt, ehrlich und pflichtbewusst für kranke Menschen eingesetzt. Ihr Pflichtbewusstsein stand stets vor ihrer Freizeit. Für unsere zu betreuenden Personen ist eine optimale Pflege notwendig. Für diese optimale Pflege war Frau Schwenk jederzeit Garant. Ich selbst habe schon viele Missstände festgestellt, die sich mit den von Frau Schwenk vorgebrachten Missständen evtl. decken. Der vorgenannte Zeitungsartikel hinterlässt den Eindruck, als wolle man eine „unbequeme Mitarbeiterin" loswerden. Ich denke, dass dies im Interesse unserer zu betreuenden Personen verhindert werden muss. Ludmilla Sch.*

Doris J.: *Ich möchte weiter Frau Eva Schwenk als Betreuerin, da sie mir wegen der LNK geholfen hat! Doris J.*

Dagmar A.: *Sehr geehrte Damen und Herren, am ... war Frau Schwenk bei mir. Frau Schwenk betreut mich seit einiger Zeit durch mehrere Krankheiten. Mit Bedauern erfuhr ich von Frau Schwenk, dass ihr leider das Arbeitsverhältnis gekündigt wurde. Frau Schwenk hat für mich und meine Katze schon sehr, sehr viel Gutes getan. Frau Schwenk ist eine ganz liebe, liebe Diplom-Psychologin. Ich bitte Sie höflichst, Frau Schwenk weiterarbeiten zu lassen. Mit freundlichem Gruß! Dagmar A.*

Bernd K.: *Ich finde es nicht gut, dass Ihr meine Betreuerin Eva Schwenk entlassen habt und mir eine neue Betreuerin vor die Nase setzen wollt. Ich habe mich schließlich mit der Frau Schwenk auseinandergesetzt. Deswegen bin ich nicht einverstanden, dass Eva Schwenk hier weggehen soll. Mit freundlichen Grüßen, Bernd K. – P.S. Mit diesem Brief spreche ich nicht nur für mich*

Auseinandergesetzt haben sie sich über seinen Selbstmordversuch. Im Alter von 26 Jahren versuchte er sich zu erhängen, doch der Strick war für seinen großen schweren Körper nicht stark genug und riss.

Bernd K. ist Legastheniker. In der Schule verweigert er sich oder provoziert. Durch sein Verhalten fällt nicht auf, dass er kaum lesen und schreiben kann, und er schafft es bis zur siebten Klasse der Hauptschule. Nach einem Berufsförderlehrgang macht er seine Gesellenprüfung zum Feintäschner, später arbeitet er als Reifenwickler. Zu Hause lebt er mit noch vier Geschwistern auf engstem Raum. Wenn es Streit gibt, schickt die Mutter den einen in das eine Zimmer, den anderen ins nächste Zimmer, damit Ruhe und „der Fall erledigt" ist. Konflikte werden zu Hause nicht ausgetragen.

Bernd K. heiratet im Alter von 18 Jahren, weil ein Kind unterwegs ist. Fünf Jahre später kommt das zweite. Die Familie versorgt er alleine. Nach seinem Suizidversuch reicht seine Frau die Scheidung ein. Er sitzt im Rollstuhl, kann nicht mehr sprechen und nicht mehr greifen. Nach mehreren Rehabilitationsmaßnahmen bleiben, durch die Unterversorgung des Gehirns mit Sauerstoff, Artikulationsstörungen, Störungen im Bewegungsablauf, beim Gehen und unwillkürliche Muskelkontraktionen in der linken Körperhälfte zurück. Er zieht wieder zu seinen Eltern in ein winziges Zimmer und erhält Erwerbsunfähigkeitsrente. Den Unterhalt für seine Kinder zahlt er in vollem Umfang, wozu er aufgrund der Höhe seines Einkommens nicht verpflichtet wäre.

Fünf Jahre nach dem Suizidversuch nimmt Bernd K. eine Arbeit in einer Werkstatt für Behinderte auf, die konsiliarisch von dem ehemals in der Landesnervenklinik angestellten Dr. A. betreut wird. Als er die Werkstatt nach zweieinhalb Jahren wieder verlassen will, beantragt die Diplom-Psychologin und Leiterin der Werkstatt die Bestellung eines Betreuers: *... weil Herr K. selbst bei nichtigen Anlässen seine Aggressionen nicht mehr steuern kann. So kommt es scheinbar aus heiterem Himmel zu aggressivem bis fremdgefährdendem Verhalten. Herr K. ist nicht in der Lage, formelle Schreiben ... angemessen zu verstehen ... lebt demnach infolge seiner kognitiven Verarbeitungsgrenzen und veränderter emotionaler Verarbeitung in ständiger Gefahr für sich ... und auch für andere. ... Wir legen außerdem nahe, einen Einwilligungsvorbehalt in Betracht zu ziehen, weil* *in allen Regelungsdingen nicht mit Herrn K's. Mitarbeit, aber stattdessen mit größten aggressiven Reaktionen zu rechnen ist. ... Er braucht unbedingt eine medizinische Versorgung ... damit er nicht weiter gesundheitlich abbaut und somit letztlich fremd-gefährdend wird.*

Aufgrund dieses Antrages wird Bernd K. vom Vormund-schaftsgericht aufgefordert, sich fachärztlich begutachten zu lassen. Er weigert sich, und so wird seine polizeiliche Vorfüh-rung zum Gutachter angeordnet. Die polizeiliche Vorführung muss von der Betreuungsbehörde organisiert werden, doch der Sachbearbeiter hat Skrupel. Er ruft beim Betreuungsver-ein an und fragt, ob Frau Schwenk nicht mal beim Betroffenen vorbeischauen könne, ihn vielleicht zur Mitarbeit bewegen könne, damit er nicht von der Polizei und in Handschellen dem Psychiater vorgestellt werden müsse.

Als Eva Schwenk ihn besucht, ist er damit beschäftigt, Texte aus Zeitschriften abzuschreiben, unter anderen den Satz: *Ich sehnte mich nach einem bisschen Glück, auch wenn es gestohlen war.* Er sammele Texte, die ihm gefielen, sagt er. In Wahrheit will er sich Lesen und Schreiben selbst beibringen. Hilfe brau-che er heute nicht mehr, die hätte er vor zehn Jahren nötig gehabt. Und einen Betreuer brauche er schon gar nicht. Er habe die Erfahrung gemacht, dass es ihm immer zum Nach-teil gewesen wäre, wenn er sich jemandem anvertraut habe. Deshalb sei er zum Einzelgänger geworden. Aufgrund eines Unfalles sei er erwerbsunfähig, aber er komme zurecht. Au-ßerdem steckten sowieso alle unter einer Decke, mit dem Ziel, ihn in der Klapsmühle verschwinden zu lassen.

Eva Schwenk begleitet Bernd K. zur Begutachtung und wird dann vom Vormundschaftsgericht zu seiner Betreuerin be-stellt, ohne Anordnung eines Einwilligungsvorbehaltes. Die

Auseinandersetzungen mit ihm sind häufig und heftig, aber auf hohem Niveau, denn er hat eine hohe abstrakte Sprachbegabung. Zunächst kann er zulassen, dass er Analphabet ist. Da in seinem Wohnort nur Deutschkurse für Ausländer angeboten werden und keine für Analphabeten, macht die Volkshochschule eine Ausnahme und lässt Bernd K. am Deutschkurs für Ausländer zu. Über seinen Suizidversuch kann er erst sehr viel später reden. Bernd K. hat Angst vor Nähe, weil er Angst davor hat, einem anderen das anzutun, was er sich selbst angetan hat. Aus diesem Grund wird er laut, wenn ihn etwas emotional belastet, um den anderen auf Distanz zu halten. Er hat Angst vor sich selbst, vor der unkontrollierten Explosion seiner Gefühle. Durch die Auseinandersetzungen mit Eva Schwenk lernt er sich bewusst zu kontrollieren. Aber eine Möglichkeit zur beruflichen Rehabilitation finden die beiden nicht. Außer der Werkstatt für Behinderte gibt es nichts.

Nach der Entlassung seiner Betreuerin wehrt er sich gegen die Bestellung eines anderen Betreuers und hat damit Erfolg, wenngleich er auf die Entscheidung über ein Jahr warten muss. Das Landgericht hebt seine Betreuung auf: *Mit Schreiben vom ... hat der Betroffene beantragt, die Betreuung aufzuheben, da sich sein Gesundheitszustand gebessert habe und er seine Angelegenheiten wieder selbst erledigen könne. ... Die zulässige Beschwerde ... ist begründet. Die Betreuung ist aufzuheben.* – Ohne dass sich Bernd K. in die angeblich dringend notwendige medizinische und medikamentöse Behandlung begeben hat.

Zum Weihnachtsfest ein Jahr später schreibt er seiner ehemaligen Betreuerin und Christian Röhrig: ... *wünscht Euch und aller Welt, weit von Bernd, Frieden, paz, peace, Salam, pace, mir, paix , tsoköj, heiwa* ... Und ein Jahr darauf: *In Zukunft Hoffnung auf eine Welt in der alle zusammen leben können in Menschlichkeit. Frohes Fest von Bernd* ... Er bezieht eine eigene Wohnung und schreibt zu Ostern: *Zum Osterfest Lust auf Leben* ...

Petra G.: *Sehr geehrte Damen und Herren! Mit großem Bedauern habe ich von der Kündigung des Arbeitsverhältnisses von Frau Schwenk aus der Zeitung erfahren. Meinerseits ist die Nichtfortsetzung ihrer Arbeit für mich ein großer Verlust. Seit ca. fünf Jahren war sie für mich die wichtigste Gesprächspartnerin in meiner Problemlage. Sie sollten wissen, dass zu einer gelungenen Therapie vor allem persönliches Einfühlungsvermögen nötig ist. Dieses habe ich vor allem bei Frau Schwenk gefunden. Es wird mir sehr schwer fallen, diesen Verlust zu verkraften. Mit freundlichen Grüßen, Petra G.*

Tanja H. (Angehörige von Ursula H.): *Es ärgert mich sehr, dass Sie Frau Eva Schwenk ohne vernünftigen Grund kündigen wollen. Frau Schwenk ging ihrer Arbeit stets mit bestem Wissen und Gewissen nach. Und wenn sie jemandem auf den Schlips getreten ist, hatte es bestimmt seine Gründe. Ich würde es sehr begrüßen, wenn sie weiterhin die Betreuung übernimmt. Denn als Ansprechpartnerin konnte man sich auf Frau Schwenk 100%ig verlassen. Es käme für uns keine andere Person in Frage, die dieses Amt so sorgfältig ausführt. Hochachtungsvoll, H. – PS. Bei eventuellen Fragen sind wir unter Telefon ... erreichbar.*

Ursula H.: *Ich, Ursula H., bestehe darauf, Frau Eva Schwenk als meine Betreuerin weiter zu behalten. Ich will gar keine andere Betreuerin als Frau Schwenk, weil sie auf mich eingeht, da sie Mitgefühl für ihre Klienten hat und für vieles Verständnis. Falls Frau Schwenk abgesetzt wird, versuche ich meine Betreuung loszuwerden und dann bin ich ohne Hilfe. Mit freundlichen Grüßen, Ursula H.*

Ermelinde H.: *Sehr geehrte Damen und Herren, mit großer Bestürzung habe ich in der A.Z. gelesen, dass der Betreuungsverein kein Interesse mehr hat, der Diplom-Psychologin Eva Schwenk das Arbeitsverhältnis zu verlängern. Auch ich als Mutter einer Betreuten bin fassungslos. Eine so beliebte, versierte und gewissenhafte Psychologin kann man nicht so behandeln! Wenn gewisse Umstände in einer Klinik auftreten, muss man energisch nachgehen und für Frau Schwenk das Beste herausholen. Ihre Patienten, die Kranken, sind letztlich am tiefsten betroffen, sie werden alleine gelassen. Und gerade diese Menschen haben unseren höchsten Anspruch auf Verständnis, Liebe und Fürsorge. Sie sind unsere wichtigsten Mitmenschen in unserer Gesellschaft. Niemals darf man sie alleine ihrem Schicksal überlassen. Eine betroffene Mutter, die Frau Schwenk zu großem Dank verpflichtet ist. Ich persönlich wünsche ihr von Herzen Verständnis im Vorstand und Anerkennung ihrer einmaligen Leistung. Ihre Ermelinde H.*

Hiltrud B.: *Mit der Betreuung von Frau Eva Schwenk bin ich zufrieden. Sie war immer hilfsbereit und bedaure Frau Eva Schwenk zu verlieren. Sie ist die einzige Betreuerin wo ich gut zurecht komme. Ich habe nur Zutrauen zur Frau Schwenk. Hiltrud B.*

Die Betreuung von Hiltrud B. führt Eva Schwenk nach ihrer Entlassung ehrenamtlich weiter. Hiltrud B. ist an Schizophrenie erkrankt.

Sigrid W.: *An den Vorstand! Hiermit bitte ich Sie, dass Frau Eva Schwenk mich weiter betreuen soll. Sie hat mir schon <u>sehr</u> viel geholfen in den ganzen Jahren. Mit ihr kann man alles besprechen und sie hatte mir bis jetzt immer viel Zeit geopfert. Wenn ich sie anrief, kam sie abends spät noch zu mir und ist spät nach Hause gefahren. Auch wenn ich nach W. wollte zu meinem Lebensgefährten, hat sie mich mitgenommen. Ich kann nur alles Gute über sie sagen und habe ihr <u>Vertrauen</u>. Sie ist* *auch in dem Sinne eine gute Freundin geworden. Auch wenn ich zum Dr. oder ins Krankenhaus musste, hat sie sich um mich gekümmert. Diese Hilfe kann man mit <u>Geld</u> nicht <u>bezahlen</u>! Mit freundlichen Grüßen, Sigrid W.*

Sigrid W. wird kurz nach ihrer Geburt vor einem Kinderheim ausgesetzt. Im Alter von drei Jahren wird sie von einem älteren Ehepaar adoptiert. Das Ehepaar hat eine über 20-jährige Tochter, die sich ein Kind wünscht, aber aus religiösen Gründen keinen Mann will. In der neuen Umgebung redet Sigrid W. zunächst kein Wort. Später hört sie nicht mehr auf zu reden. Sie ist neugierig, lebenslustig, geht auf jeden zu, ist aufgeschlossen. Sie bringt Neuigkeiten und Abwechslung in das Leben ihrer streng religiösen Familie, in der „Vater und Mutter" krank und schon in Rente sind. Sie erlernt den Beruf der Friseurin, heiratet einen Beamten der Deutschen Bundespost und zieht zu ihrem Mann. Sie leben in einem Reihenhaus, haben einen Zweitwagen, einen Hund, einen Papagei. Ihre Familie besucht sie regelmäßig. Sie hat ein gutes Verhältnis zu ihnen und sie ist ihnen dankbar. Am neuen Wohnort arbeitet sie zuerst als Telefonistin, später wird sie beauftragt, in anderen Städten Messen zu organisieren und kommt viel herum. Ihr Mann ist ebenso unternehmungslustig wie sie. Jedes Wochenende gehen sie aus, zum Tanzen und um einen zu trinken. Auch zu Hause trinken sie, gegen die Langeweile.

Sigrid W. erwischt ihren Mann mit einer anderen Frau. Sie reicht die Scheidung ein, geht alleine aus. Ihrer Familie erzählt sie zunächst nichts. Sie schämt sich für das Scheitern der Ehe. Sie bekommt einen Sohn, ein „Rosenmontagskind" aus der Zeit ihrer Scheidung, dessen Vater sie nicht kennt. Nach der Geburt des Sohnes geht sie nach Hause zurück. Inzwischen ist sie Alkoholikerin, was sie zu Hause verbergen muss. Als es nicht mehr zu verbergen ist, zieht sie mit dem Kind in eine eigene Wohnung in einen anderen Ort. Nach Hause fährt sie nicht mehr, sie schämt sich für ihr Trinken, aber sie kann es nicht mehr lassen. Am Rande des Ortes liegt eine Obdachloseneinrichtung. Zu den Menschen dort hat sie Kontakt, sie machen ihr aus ihrer Trinkerei keinen Vorwurf. Das Jugendamt nimmt ihr den Sohn weg und bringt ihn in einer Pflegefamilie unter. Sigrid W. verliert die Wohnung und lebt nun selbst in der Obdachloseneinrichtung.

Die nächste Station ist die Landesnervenklinik. Sigrid W. ist 43 Jahre alt. Als „hilflose Person" wird sie dort eingewiesen, aber gleich in eine Uniklinik verlegt, weil ihre Bauchspeicheldrüse nicht mehr arbeitet. Nach der Operation wird sie in die Landesnervenklinik zurückverlegt. Solange es ihr körperlich schlecht geht, bleibt sie freiwillig dort. Dann will sie raus. Die Klinik diagnostiziert ein *hirnorganisches Psychosyndrom bei Alkoholabhängigkeit* und will eine nahtlose Verlegung in ein soziotherapeutisches Wohnheim, notfalls über einen Betreuerbeschluss. In Gutachten heißt es: ... *wobei nur eine mehrjährige evtl. Daueruntebringung dort sinnvoll sein kann, weil sie keine ausreichende Eigenstruktur besitzt, deutliche Einschränkungen der mnestischen* (das Gedächtnis betreffend) *und kognitiven* (die Wahrnehmung und das Erkennen betreffend) *Funktionen bestehen und diese bestehenden Behinderungen und Defizite zum größten Teil als irreversibel* (nicht rückgängig zu machen) *anzusehen sind.* Weiterhin sei *die Patientin sehr kindlich, nicht in der Lage, negative Affekte zu kanalisieren und selbstständig zu bewältigen, lässt sich überwiegend von ihren momentanen Wünschen und Eingebungen und einem völlig unrealistischen Wunschdenken leiten.* Freiwillig will Sigrid W. nicht mehr länger in der Klinik bleiben. Schon gar nicht will sie in ein Heim, und je konkreter die Schritte werden – so wird sie zusammen mit anderen Patienten in eine Einrichtung gefahren, um sie sich anzusehen –, umso verzweifelter sucht sie eine eigene Wohnung. Die Landesnervenklinik beantragt die Betreuerbestellung.

Der Vormundschaftsrichter bittet Eva Schwenk geradezu darum, die Betreuung zu übernehmen, denn ... *generell sträubte sich die Betroffene auch nach erneuter Erklärung des Betreuungsverfahrens zunächst gegen jegliche Betreuungsanordnung. Ihr ginge es wieder besser; sie käme allein zurecht und brauche niemanden. Die Anhörung der Betroffenen, die ca. 1 ½ Stunden dauerte, gestaltete sich teilweise höchst unerfreulich. ... Sie fällt sofort einem anderen Gesprächspartner ins Wort und weiß grundsätzlich alles besser. ... die Betroffene äußerst agil und lebenslustig wirkt. ... Die Betreuung selbst dürfte sich vorliegend als „anstrengend" erweisen ...*

Eva Schwenk übernimmt die Betreuung. Sie diagnostiziert eine *stimmungslabile Persönlichkeitsstörung*, in deren Folge sich die Alkoholerkrankung entwickelt hat. Sigrid W. sucht sich eine Wohnung, mit Hilfe des Leiters der Gruppe der Anonymen Alkoholiker, die wöchentlich in der Landesnervenklinik Gruppensitzungen abhalten. Als sie den Mietvertrag unter Dach und Fach hat, erzählt sie ihrer Betreuerin davon. Der behandelnde Arzt versucht Eva Schwenk davon zu überzeugen, dass Sigrid W. unbedingt in einem Heim leben müsse. Aber gegen den Willen von Sigrid W. geht gar nichts und von etwas abbringen lässt sie sich nicht. Eva Schwenk befürchtet, dass Sigrid W., wenn man sie gegen ihren Willen in einem Heim unterbringt, eben von dort aus untertauchen wird und dann gar keine Möglichkeit mehr besteht, mit ihr zusammenzuarbeiten.

Sigrid W. leugnet ihre Alkoholerkrankung. Sie hat sie vor ihrer Familie geleugnet, weil sie sich schämte, sie hat sie vor dem Jugendamt geleugnet, weil sie das Sorgerecht für ihren Sohn behalten wollte, sie leugnet sie gegenüber der Klinik und der Betreuerin, weil sie nicht in ein Heim will.

Kurz bevor Sigrid W. die Klinik verlässt, wird ein Patient eingewiesen, den sie von früher kennt. Reinhold H. ist ebenfalls alkoholkrank. Als er als junger Mann bei der Bundeswehr war, war er öfters ihr Kunde im Friseursalon. Er hat sie so zum Lachen gebracht, dass sie ihre Arbeit nicht mehr machen konnte und ihm einen Haarschnitt verpasste, über den Reinhold H. dann schließlich lachen musste. Von der Chefin bekam sie deswegen einen Rüffel. Sie weigerte sich, diesen Kunden nochmals zu bedienen, und so haben sie sich aus den Augen verloren.

Keine zwei Wochen ist Sigrid W. aus der Landesnervenklinik gegen ärztlichen Rat entlassen, als Eva Schwenk sie polizeilich suchen lassen muss. Sie ist seit Tagen verschwunden, in ihrer Wohnung liegen haufenweise leere Weinflaschen unter dem Bett, und die Vermieterin will ihr kündigen. Sigrid W. ist bei Reinhold H., der allein in seinem Elternhaus lebt. Beide trinken, haben jeden Tag andere alkoholkranke Menschen zu Besuch, haben sich ein gebrauchtes Auto gekauft, Versicherungen abgeschlossen ... Reinhold H. wird von seinem Betreuer in der Landesnervenklinik untergebracht, und Sigrid W. geht mit. Danach gehen beide in ein soziotherapeutisches Wohnheim, für drei Monate, haben sie sich vorgenommen. Nach drei Monaten provozieren sie einen Alkoholrückfall, werden entlassen und gehen ins Haus des Reinhold H. zurück.

Sie trinken wieder beide. Es gibt Zeiten, in denen Eva Schwenk den Ordner Sigrid W. gleich im Auto lassen könnte, weil ständig etwas anbrennt, es ständig Konflikte und Durcheinander gibt. Doch Sigrid W. versucht zu bestimmten Gelegenheiten, z.B. wenn die Familie des Reinhold H. vorbeikommt, abstinent zu bleiben. Durch den Entzug bekommt sie Krampfanfälle und wird in ein städtisches Krankenhaus eingewiesen. Als sie das Krankenhaus zum zweiten Mal gegen ärztlichen Rat vorzeitig verlässt, beantragt Eva Schwenk ihre Unterbringung in der Landesnervenklinik wegen Selbstgefährdung. Reinhold H. geht mit. Jetzt sind beide mit einem längeren Aufenthalt in einem soziotherapeutischen Wohnheim einverstanden. Ein Jahr wollen sie diesmal bleiben. Und nach einem Jahr hält Sigrid W. nichts mehr in der Einrichtung. Reinhold H. kann sie nicht mehr begleiten, seine Betreuerin lässt es nicht zu. „Ich verlasse nicht dich", sagt ihm Sigrid W., „ich verlasse das Heim." Sie sucht sich ein Appartement, fährt an den Wochenenden ins Heim zu Reinhold H., und ab und an kann dieser sie zu Hause besuchen. Sigrid W. wird sofort alkoholrückfällig, jedoch trinkt sie nicht mehr exzessiv. Wenn sie für mehrere Tage zu ihrer Schwester fährt, zu der sie jetzt wieder Kontakt hat, bleibt sie ebenso nüchtern wie bei den Besuchen im Heim oder bei Ämtergängen. Und sie hat gelernt, mit ihrer Persönlichkeitsstörung umzugehen. So schreibt das Jugendamt: *Frau W. hat sich in ihrer gesamten Persönlichkeit gut entwickelt und möchte das bisher Erreichte weiter ausbauen und stabilisieren.* Die Diagnose der Landesnervenklinik hat sich als falsch erwiesen und die Forderung, Sigrid W. per Betreuerbeschluss gegen ihren Willen in ein Heim zu sperren, als unberechtigt.

Als Sigrid W. von der Obdachloseneinrichtung aus in die Klinik kommt, ist sie verwahrlost. Nachdem es ihr psychisch und physisch besser geht, ist das nicht mehr der Fall. So schreibt die Einrichtung, in die sie sich für drei Monate freiwillig begeben hatte, in den Entlassungsbericht: *Frau W. zeigt Interesse für ihr Aussehen, sie pflegt sich und wirkt insgesamt altersentsprechend.* Doch drei Monate später wird Sigrid W. von der Landesnervenklinik, in einer aktuellen Stellungnahme an den Vormundschaftsrichter, noch immer als verwahrlost beschrieben: *Frau W. zeigte auch in der Klinik ausgeprägte Defizite der basalen Hygiene mit Verwahrlosungstendenz.* Für die Landesnervenklinik ist und bleibt Sigrid W. eine verwahrloste Alkoholikern.

Reinhold H.: *Da Frau Schwenk die Betreuerin ist von Sigrid W. aus B. Ich bin ihr Lebensgefährte und die Frau Schwenk setzte sich für uns zwei alles ein. Sie war immer für uns da, egal wo sie war, sie kam immer vorbei, bei Wind und Wetter. Mit ihr kann man reden, genau wie mit meiner Mutter, sie weiß, wo es langgeht. Aber trotzdem können Sie ihr nicht kündigen. Sie weiß besser Bescheid, wie es mit ihren Patienten geht. Aber trotzdem haben Sie keine Ahnung von den Problemen. Ich habe auch eine Betreuerin. Mit ihr kann ich nicht reden wie mit der Frau Schwenk. Hochachtungsvoll, Reinhold H.*

Fast drei Jahre nachdem Sigrid W. das Heim verlassen hat, darf auch Reinhold H. raus. Sie ziehen wieder in sein Elternhaus. Ein Jahr später stirbt Reinhold H. im Alter von 55 Jahren. In einem Zeitraum von 20 Jahren war er über 20 Mal in der Landesnervenklinik untergebracht. Auch das Heim, in dem er zuletzt untergebracht war, wird von zwei Ärzten der Klinik betrieben.

Wenn Reinhold H. zu Hause ist, hilft er seinem Bruder und anderen Winzern im Ort. Handwerklich kann er alles. Er ist morgens der Erste auf der Arbeit, bereitet schon mal alles vor, und ist abends der Letzte, der geht. Er bekommt dafür ein paar Mark, ein paar nette Worte, etwas zu essen und zu trinken. Meistens macht ihm die Arbeit Spaß. Aber manchmal fühlt er sich ausgenutzt. Dann wird er „wütend", hat auf überhaupt nichts mehr Lust und trinkt tagelang. Aber auf sein selbstschädigendes Verhalten, das die Ursache für seine Alkoholabhängigkeit ist, wird im therapeutischen Wohnheim nicht eingegangen, im Gegenteil, er wird noch tiefer hineingetrieben. Reinhold H. arbeitet im Ausbau des Heimes und im Ausbau von Wohnungen in A., die Ärzte der Klinik zu einem Betreuten Wohnen umbauen wollen. Auch hier ist er morgens der Erste und abends der Letzte auf der Arbeit, und „was er macht, ist gemacht", sagt sein Chef. Zusätzlich arbeitet er abends und am Wochenende als Hausmeister im Wohnheim, und samstags wäscht er die Autos der beiden Ärzte. Er bekommt dafür ein paar Mark, nette Worte und Streit mit Sigrid W., die sich zurückgesetzt fühlt, weil „er springt, wenn einer pfeift". Auch im Wohnheim fühlt er sich ausgenutzt, wird „wütend" und „besäuft" sich.

Reinhold H. ist zuckerkrank. Jahrelang hat er ein offenes Bein, aber die Klinik sagt ihm, das käme vom Trinken. Vital gefährdet sei er durch eine Dekompensation der Leber. Von einer Zuckererkrankung ist keine Rede. Als er zu Hause lebt und erstmals unabhängig von der Klinik ärztlich versorgt wird, wird die Diabetes festgestellt. Mehrmals täglich kommt die Sozialstation, um ihm Insulin zu spritzen. Seine Schwester sagt, „der Zucker" sei eine Familienkrankheit. Wenige Monate nachdem die Erkrankung erkannt wurde, stirbt Reinhold H. Sigrid W. zieht wieder in eine eigene Wohnung.

Hans-Jürgen G.: *Sehr geehrte Damen und Herren. Meine Schwester Regina G. hatte einen Betreuer, der ihr von Amts we-*

gen zugeteilt worden war, mit dem sie sich jedoch nicht verstand. Sie selbst führte das auf die herablassende Art zurück, die dieser beim alltäglichen Umgang mit ihr an den Tag legte. Die Folge war, dass sie nicht auf seine Bitten eingehen und sich keineswegs seinen Anordnungen beugen wollte, wodurch sich die Situation nach und nach weiter verschlechterte. Der Betreuer hat schlussendlich keinerlei helfenden oder lenkenden Einfluss mehr auf meine Schwester. Als einzigen Ausweg sah er lediglich die Möglichkeit, ihre Selbstbestimmung von Rechts wegen weiter einzuschränken, und erwirkte vor Gericht Einwilligungsvorbehalte in allen möglichen Bereichen (gemäß Unterteilung des Betreuungsrechtes), was faktisch einer Entmündigung gleichkommt. Mir selbst war wohl bekannt, dass meine Schwester persönliche Probleme mit ihrem Betreuer hat, dass dieser sie jedoch zu drastischen Verhaltensänderungen zwingen wollte, wodurch er sie bisweilen stark verunsicherte, war mir nicht bewusst. Sein Vorgehen war auch nicht mit Familienangehörigen oder anderen möglichen Vertrauenspersonen abgesprochen worden, und obgleich es sicherlich mit bester Absicht erfolgte, führte es zu einer starken seelischen Belastung meiner Schwester. Frau Schwenk, die ein gutes und freundschaftliches Verhältnis zu meiner Schwester hat, hatte durch häufige Gespräche und eigene Erfahrungen die Probleme meiner Schwester kennen gelernt und über die Verhaltensweisen ihres Betreuers erfahren. Meine Schwester hatte sich auch mehrfach hilfesuchend an sie gewendet. Aufgrund ihrer Sachkenntnis und Erfahrung hatte Frau Schwenk die Tragweite der richterlichen Entscheidung und die für meine Schwester seelisch belastende Fremdbestimmung von einem Menschen, den sie nicht leiden kann, als Erste richtig eingeschätzt und sofort entsprechende Rechtsmittel eingelegt. Parallel dazu hat sie den Kontakt zu mir gesucht und mir die Situation, die ich bis dato gar nicht in der vollen Tragweite realisiert hatte, erläutert. Zusammen konnten wir meiner Schwester helfen, sich mit den „neuen Tatsachen" auseinanderzusetzen. Außerdem konnten, durch ein juristisches Vorgehen, die Eigenbestimmung meiner Schwester in größerem Umfang zurückgewonnen und der Betreuer – den sie unter keinen Umständen akzeptieren wollte – von seinen Aufgaben entbunden werden. Letztlich war die schnelle und wirksame Hilfe nur möglich, weil sich Frau Schwenk energisch und hartnäckig für die Rücknahme der Einwilligungsvorbehalte des Betreuers einsetzte und uns half, die notwendigen Schritte einzuleiten. Dabei war sie jederzeit als Ansprechpartnerin verfügbar und nahm auch Kritik an ihrer Person oder ihrem Vorgehen in Kauf, wenn es dem Wohle meiner Schwester diente. Sollte ich Frau Schwenk in ihrer Arbeit als Betreuerin bzw. Beraterin für Betreuungsangelegenheiten beurteilen, so würde ich sie als Person beschreiben, die aufgrund realistischer Einschätzungen handelt und jederzeit bereit ist, sich mit Nachdruck für die Belange der Betreuten einzusetzen. Mit freundlichen Grüßen, Hans-Jürgen G.

Christel Sch.: *Sehr geehrte Damen und Herren! Betrifft: Entlassung der „Besten" mit Ausbildung, die kein „Krimineller" vorweisen kann! Darum unerwünscht mit Schikanen nervlich fertig zu machen (wie gegen mich im Anhang). Frau Dipl. Psychologin Eva Schwenk mit vollem persönlichen Einsatz für „Würde" für Recht gegen Wehrlose (wie ich gemacht wurde), harte Arbeit geleistet gegen Brutal-Bestien, die sich niemand vorstellen kann … !!! – Ich habe aufgedeckt, nachgewiesen, Anzeigen mit Aktenzeichen erhalten!!! Frau Dipl. Psychologin EVA Schwenk hat Betreuungsauftrag von mir auch weiterhin erhalten! Voller Einsatz auch für mich (im Anhang mit Aktenzeichen). Frau Schwenk muss im Dienst bleiben dafür habe ich „SPD" gewählt jetzt! Wer Kriminelle unterstützt, Entlassung vorantreiben will von wem??? – Wird* *auch von mir öffentlich vorgeführt bei nächster Landtagswahl mit Sicherheit!!! Ich bin nämlich aus gleichem Holz geschnitzt wie „EVA"...! Ich beuge mich niemals vor solcher primitologischer (neues Wort von mir), <u>primitiv</u> wollte ich schreiben = primitive Brutal-Bande! Besser noch! In allen Leitungen eingeschleust von der „C" Verbrecherbande-Stadt-Land! Seit Jahrzehnten aufgedeckt von mir: Verschleppungen gegen Opfer mit Eigentum versteht sich, für Versteigerungen zum halben Preis. ... Mein Recht genauso werde ich veröffentlichen, wie die Verschleppungen von „C". Entlassung ist rechtswidrig von AWO: <u>§ sittenwidrig mit Recht und Würde</u>! Unbekannt bei den Entlassern SPD? Ohne Ausbildung vorzuweisen! Jetzt die starken Muckis spielen lassen? Das werden wir alle ja sehen ...! Ich habe 30 Jahre die gekauften Dr. Titel gewählt ... jetzt SPD gewählt, nicht für weitere: Filz-Betrugs-Halunken! Guth-Einspritzer-Versuche bei mir! Gegen andere Opfer mit Eigentum genauso seit zig Jahren unter Kohl & Co. ... Das ist die Verbrecherbande für weitere Brutal-Verbrechen <u>gegen „Würde"</u>. Dazu will AWO sich einreihen, gegen Recht und Gesetze? – Interessiert alle – das bleibt nicht unbekannt! ... Damit sollten sie Ihre Entscheidung nochmals überdenken gegen Frau Schwenk. Danke und freundlichen Gruß, Christel Sch.*

Renate E.: Sehr geehrter Herr Vorsitzender, ich kenne Frau Eva Schwenk schon eine ganze Weile, ich denke, es sind schon ein paar Jahre. Wie ich zum ersten Mal zu ihr kam, war ich sehr verzweifelt, denn ich war ein paar Mal in der LNK und lebte ständig in der Angst, ich müsste wieder dorthin. Mein Mann und meine Kinder haben mir versprochen, dass ich nie mehr in die LNK muss! Frau Schwenk hat mir in vielen Gesprächen erklärt, wie ich mit meiner Angst umgehen kann. Sie empfahl mir außerdem die Psychiatrie in I. Dort war ich auch etliche Mal stationär. Es ist alles viel freier und mit der LNK auf gar keinen Fall zu vergleichen.

Mittlerweile komme ich zu Hause gut zurecht, ich denke viel an Eva Schwenk und befolge ihre Ratschläge. Ich weiß, wenn es mir heute oder morgen nicht gut geht, bei Eva Schwenk finde ich immer ein offenes Ohr. Mit freundlichen Grüßen, Renate E.

Bernd B.: Ich, Bernd B., bestehe darauf, dass Eva Schwenk eine sehr gute Betreuerin war und ist und ich möchte sie weiterhin behalten und andere Betreute, die ich sehr gut kenne, wollen sie auch weiterhin hier haben. Ich hoffe und bitte um Ihr Verständnis, dass Frau Schwenk nicht abgesetzt werden kann, sonst mache ich für den Betreuungsverein schlechte Reklame. Meine Freundin hat mir geholfen, da ich nicht schreiben kann. Mit freundlichem Gruß, Bernd B.

Karin H.: Seit 19... haben wir (Anm.: Sie meint ihren Ehemann) Diplom-Psychologin Eva Schwenk vom Betreuungsverein kennen gelernt. Ich, Karin H., war als Kind mit 15 Jahren vergewaltigt worden und hatte auch in der Zeit epileptische Anfälle bekommen. Bei mir war es so schlimm, dass ich in ein paar Krankenhäusern war und ich habe mich auch nicht öfter vor die Tür getraut. Es war manchmal so schlimm. Ich hatte mich noch nicht einmal mit meinen Ärzten darüber unterhalten und auch nicht mit anderen Verwandten und Bekannten. Ich sollte nämlich nichts davon erzählen von meiner Mutter (aus). Ich, Karin H., habe 1986 geheiratet. Und hatte meinem Mann das aber erzählt. Und bin fast nur mit meinem Mann aus dem Haus gegangen. Und habe mich auch nicht mit meiner Verwandtschaft und manche Bekanntschaft gut verstanden, weil sie immer gedacht hatten, mit der, die wo die epileptischen Anfälle bekommt, kann man gar nichts anfangen. Sie hatten mir auch nie geholfen. Ich musste sehen, wie ich fertig geworden bin. Nur mein Mann hatte mir geholfen. Dann seit langem, waren wir bei meiner Schwester zu Besuch und sie hatte auf einmal zu mir gesagt: „Weißt du noch, als dich der Hans vergewaltigt hatte." Ich sagte dann zu ihr: „Wie kommst du denn jetzt auf das blöde Thema. Das muss doch nicht sein, oder?" Als wir wieder zu Hause waren, hatte ich jeden Moment daran gedacht und auch davon geträumt. Es ging mir einfach nicht mehr aus dem Kopf. Und ich hatte es so schlimm mit meinem Herz und Gehirn und Kreislauf gehabt. Ich war auch wie gelähmt. Ich hatte gedacht, mein Gehirn geht auseinander, und hatte fast keine Luft mehr bekommen. Es war sehr schlimm. So was hatte ich noch nie alleine mitgemacht. Ich wollte es nicht meinem Mann erzählen und zum Arzt gehen. Ich hatte wieder Angst gehabt, ich müsste wieder ins Krankenhaus. Ich hatte zwei Jahre keine Anfälle gehabt und dachte, ich bekomme sie zum Glück nicht wieder. Ich hatte dann Handarbeit, geputzt, alles durcheinander gemacht, dass ich auf andere Gedanken kam, aber ich musste immer daran denken. Mir war auf einmal alles egal, dass ich mich umbringen wollte mit einem Messer. Ich habe ganz tief Luft holen müssen und es schnell weggeschmissen und rannte ins Bad und hatte mich eingesperrt und sagte vor mich hin: „Nein, Karin, nein, mach das nicht, tu dir das nicht an, der Norbert braucht dich ja auch noch." Dann hatte ich auf einmal in der Zeitung gelesen „Hilfe bei Vergewaltigung" und bin dann auch hingegangen und hatte dort auch die Diplom-Psychologin Eva Schwenk vom Betreuungsverein kennen gelernt und hatte ihr alles erzählt. Von Anfang an, wie es gewesen war, von der Verge-waltigung. Sie hatte mir auch zugehört und geholfen. Und hatte sich dann auch manchmal Zeit genommen, um mit mir darüber zu reden. Dann war es immer besser geworden. Ich hatte dann auch keine Angst mehr, auf die Straße zu gehen. Bin kaufen und habe dann auch alleine mich getraut zu kochen und auch unter die Leute gegangen. Mir war es so gut geworden, weil mir die Diplom-Psychologin Eva Schwenk sehr viel geholfen hatte. Mir *war es auf einmal, als wenn mir mein Herz aufgegangen wäre. Ich war auf einmal wie umgewandelt. Meine Verwandten und Bekannten hatten mich noch nicht so gesehen, wie ich geworden bin. Sie hatten mich überhaupt gar nicht so gekannt, wie ich jetzt bin. Sie sagten noch zu mir: „So kennen wir dich nicht. Du bist wie verwandelt." Dann sagte ich noch zu den Bekannten: „Das habe ich der Eva Schwenk vom Betreuungsverein zu verdanken. Sie hatte mir nämlich mein Leben gerettet, sonst würde ich nicht mehr leben und hier sein." Sie waren sehr erstaunt. Mein Mann, der ist auch wie verwandelt. Er ist auch sehr froh darüber, dass Eva Schwenk uns geholfen hatte. Ihm ist auch das Herz aufgegangen, kann man sagen. Er ist auch froh, dass wir Eva Schwenk kennen gelernt haben. Wir sind jetzt auch sehr froh, dass es uns gut geht. Mein Mann ist auch sehr froh, dass seine Frau endlich mal alleine unter die Leute gehen kann. Wir waren dann auch in eine neue Wohnung gezogen, damit ich auch nicht daran dachte, was war, was ich in der anderen Wohnung mitgemacht hatte. Sie ist auch sehr schön die Wohnung, aber dann kam auch der Ärger mit der Mieterin und Vermieterin. Es war so schlimm geworden, dass mich mein Mann nachts ins Krankenhaus brachte. Und dann kam ich auch ins neurologische Krankenhaus. ... Wo ich wieder zu Hause war, ging es mit der Mieterin und Vermieterin los und ich hatte mich diesmal auch gewehrt, als mir Eva Schwenk geholfen hatte. Sonst wäre ich nämlich wieder so nervös geworden. Dann ging es mit Rechtsanwälten los. Ich war wieder so aufgeregt, ich wusste mir ja gar nicht mehr zu helfen. Mein Mann wusste es auch nicht. Uns hatte Eva Schwenk wieder geholfen und war es auch besser geworden. Als ich auch zum Dr. med. ... gegangen war, hatte ich ihm auch von Eva Schwenk erzählt, wie sie mir sehr geholfen hatte. Er war selbst erstaunt, dass es mir auch jetzt besser geht. Karin H.*

Hans-Willi L.: *Sehr geehrte Damen und Herren! Ich bin mit der Betreuung von Frau Schwenk sehr zufrieden und behaupte außerdem, dass sie mir zumindest einmal das Leben gerettet hat, als ich stationär in der LNK war; auch bei kleineren Problemen war sie immer erreichbar für mich. Also ich lehne es strikt ab, jemand anderen als Betreuer eingesetzt zu bekommen. Dass Sie Frau Schwenk entlassen haben und vor allem den Weg, den Sie dabei gegangen sind, ist menschenverachtend und ohne Rücksicht auf die Würde der Betreuerin und Betreuten. Hans-Willi L.*

Der Betreuungsverein hat die Briefe nicht einmal beantwortet.

10

Eva Schwenk klagt gegen ihre Kündigung vor dem Arbeitsgericht und verliert. Der Betreuungsverein hat weniger als fünf Angestellte, somit besteht kein Kündigungsschutz und der Arbeitgeber kann ohne Angabe von Gründen kündigen. Es gilt der Grundsatz der Kündigungsfreiheit, so urteilt das Arbeitsgericht. Wann immer und aus welchem Grund auch immer kann ein Betreuungsverein einen angestellten Betreuer kündigen.

Dieses Urteil bedeutet für das Betreuungsrecht, dass ein Vereinsbetreuer bei der Ausübung seines Berufes überhaupt keine Rechtssicherheit hat, selbst dann nicht, wenn er das tut, wozu er gesetzlich verpflichtet ist. Ein gerichtlich bestellter Betreuer, wie es die Psychologin für Patienten der Landesnervenklinik war, ist per Gesetz dazu verpflichtet, die Interessen der Betreuten zu vertreten, weil diese aufgrund einer Erkrankung es selbst nicht mehr können. Der entsprechende Paragraf verpflichtet: *Der Betreuer hat die Angelegenheiten des Betreuten so zu besorgen, wie es dessen Wohl entspricht. Zum Wohl des Betreuten gehört auch die Möglichkeit, im Rahmen seiner Fähigkeiten sein Leben nach seinen eigenen Wünschen und Vorstellungen zu gestalten ... Der Betreuer hat den Wünschen des Betreuten zu entsprechen, soweit dies dessen Wohl nicht zuwiderläuft ... Ehe der Betreuer wichtige Angelegenheiten erledigt, bespricht er sie mit dem Betreuten ... Innerhalb seines Aufgabenkreises hat der Betreuer dazu beizutragen, dass Möglichkeiten genutzt werden, die Krankheit oder Behinderung zu beseitigen, zu bessern, ihre Verschlimmerung zu verhüten oder ihre Folgen zu mildern.*

Angenommen, ein Betreuer stellt fest, dass ein Betreuter

in einem Altenheim pflegerisch schlecht versorgt wird, zum Beispiel austrocknet oder sich einen Dekubitus liegt, dann ist er gesetzlich dazu verpflichtet, im Interesse seines Betreuten auf eine korrekte pflegerische Versorgung hinzuwirken. Gerät er dadurch in einen Konflikt mit der Heimleitung, dann kann der Arbeitgeber, gemäß dem Urteil des Arbeitsgerichtes im Falle Eva Schwenk, seinen Angestellten ohne Angabe von Gründen kündigen, wenn dieser Konflikt ihm unbequem ist. Vielleicht ist die Heimleitung mit dem Vorstand des Betreuungsvereines gut bekannt, vielleicht gehören Heim und Verein dem gleichen Wohlfahrtsverband an ... Im Fall von Eva Schwenk hat das Arbeitsgericht den Grundsatz der Kündigungsfreiheit über die Interessenvertretung der Betreuten gestellt. Das Landesarbeitsgericht bestätigt dieses Urteil mit der Begründung: *Es kommt in Kleinbetrieben auf die Leistungsfähigkeit jedes einzelnen Arbeitnehmers ebenso an wie auf Persönlichkeitsmerkmale, die für die Zusammenarbeit, die Außenwirkung und das Betriebsklima von Bedeutung sind. Daran gemessen ist es nicht zu beanstanden, dass das Arbeitsgericht der Kündigungsfreiheit des Beklagten den Vorrang vor der Meinungsfreiheit der Klägerin und ihrem Engagement gegen die Landesnervenklinik eingeräumt hat.* Mit diesem Urteil hat das Arbeitsgericht es in die freie, ungebundene und beliebige Entscheidungsgewalt des Arbeitgebers gelegt, ob ein Vereinsbetreuer seinem gesetzlichen Auftrag, die Rechte und Interessen Betroffener zu vertreten, nachkommen kann, soll oder darf. Wenn man beim oben geschilderten Beispiel bleibt und dem Arbeitgeber ein konfliktfreier Kontakt zur Heimleitung wichtiger ist als der Dekubitus eines Betreuten, dann kann er, wie es das Arbeitsgericht ausgeführt hat, den Betreuer ohne Angabe von Gründen auf die Straße setzen. Der Betreuer hat dann nur noch die fast aussichtslose Möglichkeit, auf die Sittenwidrigkeit der Kündigung hinzuweisen, was auch Eva Schwenk versucht hat.

Ihre Kündigung sei sittenwidrig, sagt sie, weil sie auf Druck des Ministerpräsidenten ausgesprochen worden und dessen Motiv in höchstem Maße verwerflich sei. Der Betreuungsverein und Beklagte bestreitet die Mitwirkung des Ministerpräsidenten bei der Kündigung: ... *,dass der Ministerpräsident weder an die Beklagte noch an andere herangetreten ist, um gar die Entlassung der Klägerin einzufordern, eine Maßnahme, zu der er ja bereits rechtlich überhaupt nicht in der Lage ist. ... Hier soll eine Verbindung Ministerpräsident – Herr W.* (Anm.: Bürgermeister) *– Frau W.* (Anm.: Ehefrau des Bürgermeisters) *– Verein konstruiert werden, die dann zur Kündigung geführt hat. Die Beklagte verwahrt sich selbstverständlich gegen diese behauptete „Durchgriffsmöglichkeit", die ihre Unabhängigkeit in Frage stellt.* Als Klägerin ist Eva Schwenk dazu verpflichtet, die Sittenwidrigkeit zu beweisen, aber das Arbeitsgericht hält eine Beweisaufnahme für überflüssig. Es hat weder den Bürgermeister befragt noch dessen Ehefrau, die gegenüber dem Vorstand des Betreuungsvereines die Kündigung von Eva Schwenk gefordert hat, ob der Ministerpräsident nun an sie herangetreten ist oder nicht.

Es hat einen Mitarbeiter der Kreisverwaltung nicht befragt, dem der Bürgermeister die Kündigung mitteilte, noch bevor überhaupt die entsprechende Sitzung des Vorstandes stattgefunden hatte.

Es hat das Vorstandsmitglied Uschi H. nicht befragt, die nach der Kündigung aus dem Vorstand ausgetreten ist. Uschi H. hätte vor Gericht das ausgesagt, was sie später in einem Radiointerview ausgesagt hat. Auf die Frage des Interviewers, warum sie aus der Vorstandschaft zurückgetreten sei, erzählt die ehemalige Protokollführerin: ... *weil an diesem Abend, ... das war eine Sitzung gewesen, die so unfair war, dass ich daraufhin für mich die Entscheidung getroffen habe, in so einem Verein möchte ich nicht mehr mitarbeiten. ... In dieser Sitzung ging es darum, dass die Kreisvorsitzende Frau W.* (Anm.: Ehefrau des Bürgermeisters) *Anschuldigungen vorgebracht hat, was die Eva alles angeblich gemacht haben soll bzw. nicht gemacht haben soll. ... Und ich habe einmal gesagt, die Frau Schwenk sitzt drüben in ihrem Büro. Wenn sie hier beschuldigt wird, warum ist der Vorstand nicht so fair, lässt sie hier zu, doch dem wurde nicht stattgegeben. Die Frau W. war dann sehr aufgebracht gegen meinen Vorschlag und sie hat den gesamten Vorstand bedroht, indem sie sagte: „Entweder die Frau Schwenk oder ich." ... Zu diesem Protokoll wurde ich dann noch von der Frau W. gebeten, in einem ein paar Tage späteren Telefonat, gewisse Dinge in diesem Protokoll nicht auftauchen zu lassen.*

Und das Arbeitsgericht interessiert sich auch nicht für Manipulationen an einem Schriftstück, das der Arbeitgeber in einem seiner Schriftsätze zur Kündigungsklage eingereicht hat. Zum Beleg der Manipulationen sind am Ende des Kapitels drei Schriftstücke abgebildet. Bei dem ersten handelt es sich um die Kopie eines Briefes der Betreuerin an den Ministerpräsidenten mit dem Briefkopf des Betreuungsvereines. Darin ist die Telefaxnummer des Vereines angegeben. Die zweite Abbildung ist eine Kopie des gleichen Schreibens, stammt aber aus der Staatskanzlei. Das ist daran erkennbar, dass unter dem Namenszug von Eva Schwenk handschriftlich Zahlen eingetragen sind, bei denen es sich um das Aktenzeichen handelt, das die Angelegenheit in der Staatskanzlei bekommen hat. Zum Beleg hierzu dient das dritte Schriftstück. Es ist die Antwort der Staatskanzlei auf das Schreiben von Eva Schwenk unter Angabe dieses Aktenzeichens. Auf der zweiten, aus der Staatskanzlei kommenden Kopie sind weiterhin Faxnummern von Sender und Empfänger erkennbar. Sender ist aber nicht der Betreuungsverein, sondern die Stadtverwaltung des Bürgermeisters. Empfänger ist der Rechtsbeistand des Betreuungsvereines. Demnach ist klar bewiesen, dass der Bürgermeister im Besitz eines Schreibens von Eva Schwenk an den Ministerpräsidenten ist, und er dieses auch direkt aus der Staatskanzlei erhalten hat. Doch das Arbeitsgericht interessiert das alles nicht, das Landesarbeitsgericht auch nicht, eine Revision wird nicht zugelassen und die Kündigung für rechtskräftig erklärt. Warum fehlen auf der Kopie aus der Staatskanzlei die Eingangs- und Bearbeitungsvermerke der Staatskanzlei?

„Hätte eben dumm ausgesehen, wenn der Arbeitgeber behauptet, die Staatskanzlei habe mit der Kündigung nichts zu tun, und er dann dem Arbeitsgericht einen Brief der Betreuerin einreicht, auf dem dick der Stempel der Staatskanzlei prangt. Aber die Sache ist doch noch im Petitionsausschuss."

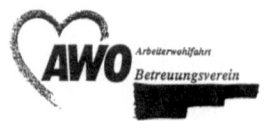

Arbeiterwohlfahrt
Betreuungsverein

▓▓▓▓▓▓▓▓▓▓

Tel. ▓▓▓▓▓
Fax ▓▓▓▓ 6564

Datum: 07.02.97

Sehr geehrter Herr Ministerpräsident,

wegen der unhaltbaren psychiatrischen Praxis durch den Ärztlichen
Direktor der Landesnervenklinik ▓▓▓▓, ▓▓▓▓▓▓▓▓▓▓▓▓, haben
wir uns mit Schreiben vom 23.11.96 an Sie gewandt. Da Sie bisher
nicht darauf zurückgekommen sind, übersenden wir Ihnen in der Anlage eine Auswahl von fünf anonymisierten Fällen aus unserer Praxis,
die dies konkret belegen. Alle Aussagen sind schriftlich dokumentiert,
teilweise durch die LNK-▓▓▓▓ selbst. Eine Aufsichtsbehörde käme
bei einer Überprüfung selbst zu dem Ergebnis, daß die Patienten in
der LNK-▓▓▓▓ zu Opfern falscher Diagnostik werden, die noch dazu
benutzt wird, die Patienten ihrer persönlichen Integrität zu berauben. Hier wird auch vor Rechtsverstößen nicht haltgemacht.

Wir wissen, daß es sich nicht um Einzelfälle handelt, sondern daß
diese unwissentschaftliche und unmenschliche Praxis mit System betrieben wird. Solche Patienten, die wieder zur Selbständigkeit geführt werden könnten, versucht man in Abhängigkeit von der LNK-▓▓▓▓
und ihr anhängenden Einrichtungen zu halten. Diejenigen, die aufgrund
der Schwere der Erkrankung auf eine medizinische Behandlung angewiesen sind, entläßt man ins Privatleben. Wie Ihnen bereits im vorgehenden Brief mitgeteilt, ist eine derartige Führung einer psychiatrischen öffentlichen Einrichtung für eine rechtsstaatliche Gesellschaft untragbar. Es ist deshalb nicht nur für die Betroffenen,
sondern für alle Bürger des Landes Rheinland-Pfalz von Interesse,
daß diese schwerwiegende Angelegenheit aufgeklärt wird.

Mit freundlichen Grüßen

Eva Schwenk
Dipl. Psychologin

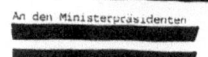

AWO-Betreuungsverein

An den Ministerpräsidenten

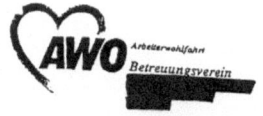

Arbeiterwohlfahrt
Betreuungsverein

Tel. ▮▮▮▮▮
Fax ▮▮▮▮6564

Datum: 07.02.97

Sehr geehrter Herr Ministerpräsident,

wegen der unhaltbaren psychiatrischen Praxis durch den Ärztlichen Direktor der Landesnervenklinik ▮▮▮▮, ▮▮▮▮▮▮▮▮▮▮ haben wir uns mit Schreiben vom ▮▮...▮▮ an Sie gewandt. Da Sie bisher nicht darauf zurückgekommen sind, übersenden wir Ihnen in der Anlage eine Auswahl von fünf anonymisierten Fällen aus unserer Praxis, die dies konkret belegen. Alle Aussagen sind schriftlich dokumentiert, teilweise durch die LNK ▮▮▮▮ selbst. Eine Aufsichtsbehörde käme bei einer Überprüfung selbst zu dem Ergebnis, daß die Patienten in der LNK ▮▮▮▮ zu Opfern falscher Diagnostik werden, die noch dazu benutzt wird, die Patienten ihrer persönlichen Integrität zu berauben. Hier wird auch vor Rechtsverstößen nicht haltgemacht.

Wir wissen, daß es sich nicht um Einzelfälle handelt, sondern daß diese unwissenschaftliche und unmenschliche Praxis mit System betrieben wird. Solche Patienten, die wieder zur Selbständigkeit geführt werden könnten, versucht man in Abhängigkeit von der LNK ▮▮▮▮ und ihr anhängenden Einrichtungen zu halten. Diejenigen, die aufgrund der Schwere der Erkrankung auf eine medizinische Behandlung angewiesen sind, entläßt man ins Privatleben. Wie Ihnen bereits im vorgehenden Brief mitgeteilt, ist eine derartige Führung einer psychiatrischen öffentlichen Einrichtung für eine rechtsstaatliche Gesellschaft untragbar. Es ist deshalb nicht nur für die Betroffenen, sondern für alle Bürger des Landes Rheinland-Pfalz von Interesse, daß diese schwerwiegende Angelegenheit aufgeklärt wird.

Mit freundlichen Grüßen

Eva Schwenk
Dipl. Psychologin

Bankverbindung: ▮▮▮▮▮▮▮▮

2900 - 1/97

Rheinland Pfalz

Frau Eva Schwenk
AWO Betreuungsverein
█████████████
█████

Staatskanzlei

Peter-Altmeier-Allee 1
(Eingang Deutschhausplatz)
55116 Mainz

Mein Aktenzeichen	Ihr Schreiben vom	Ansprechpartner	(06131) 16-	Mainz
7900-1/97	07.02.1997	████████	Tel.: ███	24. März 1997
			Fax.: ███	

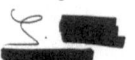 **Rheinhessen-Fachklinik Alzey**

Sehr geehrte Frau Schwenk,

Ministerpräsident ████ dankt für Ihr Schreiben vom 07.02.1997, in dem Sie ihn über Ihre Kritik an der Arbeit des ärztlichen Direktors der ████████████████████ informieren.

Ministerpräsident ████ hat eine Prüfung der Vorgänge durch das Ministerium für Arbeit, Soziales und Gesundheit veranlaßt. Sobald die Antwort des Ressorts vorliegt, werden wir uns mit Ihnen in Verbindung setzen.

Mit freundlichen Grüßen
Im Auftrag

II

In diesem Bundesland werden Petitionen zunächst an den Bürgerbeauftragten weitergegeben, der sie zu bearbeiten und dann dem Ausschuss vorzustellen hat. Bürgerbeauftragter ist der ehemalige Sozialminister, der von daher die Klinik und den Ärztlichen Direktor kennt. Er schreibt: *Ihre Eingabe, mit der Sie sich über die Bearbeitung von Beschwerden über den Ärztlichen Direktor der Landesnervenklinik durch die Landesregierung beschweren, habe ich erhalten. ... Was die Pflichten einer Beamtin oder eines Beamten angeht, so ist zu unterscheiden zwischen den Pflichten, die gegenüber Bürgerinnen und Bürgern bestehen, und den Pflichten, die gegenüber dem Dienstherrn bestehen. Die einzelne Bürgerin und der einzelne Bürger haben einen Anspruch darauf, dass eine Beamtin oder ein Beamter die ihnen gegenüber obliegenden Pflichten erfüllt. Sofern dies tatsächlich oder vermeintlich nicht geschieht, kann stets ein Gericht angerufen werden. Verletzt eine Beamtin oder ein Beamter die Dienstpflicht gegenüber seinem Dienstherrn, kann dieser ein Dienstordnungsverfahren (auch Disziplinarverfahren genannt) einleiten, das im Ergebnis dazu führen kann, dass der Beamte oder die Beamtin aus dem Dienstverhältnis entlassen werden. Ein gerichtlich durchsetzbarer Anspruch einer Bürgerin oder eines Bürgers darauf, dass eine Beamtin oder ein Beamter die ihnen gegenüber dem Dienstherrn obliegenden Pflichten erfüllen, besteht nicht. Falls der Dienstherr allerdings durch eine Bürgerin oder einen Bürger darüber unterrichtet wird, dass nach deren Auffassung eine Beamtin oder ein Beamter seine Dienstpflicht verletzt hat, besteht ein Anspruch darauf, dass diesen Hinweisen nachgegangen wird und die Bürgerin oder der Bürger über das Ergebnis der Ermittlungen unterrichtet wird. Dies ist nach meiner*

Prüfung im Fall Ihrer Dienstaufsichtsbeschwerden über den Ärztlichen Direktor der Landesnervenklinik geschehen.

Die Beschwerdeführer schreiben zurück, dass ihren „Hinweisen" nicht nachgegangen worden ist und sie daher auch über kein Ergebnis unterrichtet wurden, woraufhin sich der Bürgerbeauftragte geraume Zeit nicht mehr regt. Wenige Tage, nachdem Eva Schwenk die Kündigung erhalten hat, wird er wieder aktiv. Er korrigiert sein erstes Schreiben. In der Tat seien die *Beschwerden* über die Landesnervenklinik noch nicht bearbeitet. Deshalb habe er *die Staatskanzlei gebeten, Ihre Beschwerden abschließend zu bearbeiten und Ihnen eine Nachricht zukommen zu lassen.*

Vier Tage darauf ist alles bearbeitet und die Staatskanzlei teilt Eva Schwenk mit: *Im Auftrag von Ministerpräsident ... teile ich Ihnen darüber hinaus abschließend mit, dass das Ergebnis einer Prüfung Ihrer Vorwürfe gegen den Ärztlichen Direktor der Landesnervenklinik, ... durch das zuständige Fachministerium für Arbeit, Soziales und Gesundheit ..., ergeben hat, dass die von Ihnen benutzten Diagnosen nicht dem wissenschaftlichen Standard entsprechen, wie von der Internationalen Klassifikation psychischer Störungen (ICD-10) oder dem DSM IV (Diagnostik and Statistical Manual of Mental Disorders) festgelegt wird. Weiterhin sind die von Ihnen vorgetragenen Interpretationen der Behandlung empirisch nicht belegt. Herr Ministerpräsident sieht daher keine Veranlassung, erneut persönlich in dieser Sache tätig zu werden.*

Zur Begründung ihrer Anzeige hatte Eva Schwenk fünf Kurzdokumentationen von Patienten beigefügt. Die Behauptung, dass ihre Diagnosen nicht dem wissenschaftlichen Standard nach ICD 10 und DSM IV entsprechen, ist falsch. Der erste Patient ist von der LNK mit einer hebephrenen Schizophrenie diagnostiziert worden. Eva Schwenk stellt die Diagnose einer manisch-depressiven Psychose nach ICD 10: F31 und DSM IV: 296.40. Bei der zweiten Patientin stellt die LNK die Diagnose einer paranoid halluzinatorischen Schizophrenie und Eva Schwenk diagnostiziert eine schizotype Persönlichkeitsstörung nach IDC 10: F21 und DSM IV: 301.22. Beim dritten Patienten hat die Klinik eine paranoid halluzinatorische Schizophrenie diagnostiziert, Eva Schwenk eine simplex Schizophrenie, ICD 10: F20.6 und DSM IV: Schizophrenie. Die vierte Patientin ist nach der Diagnose der LNK an einer paranoid halluzinatorischen Schizophrenie erkrankt und Eva Schwenk diagnostiziert eine affektive Störung ICD 10: F23, F34.0 und DSM IV: 301.13. Beim fünften Patienten lautet die Diagnose der LNK paranoid halluzinatorische Schizophrenie, die von Eva Schwenk haltschwache Persönlichkeitsstörung ICD 10: F60.8 und DSM IV: Sonstige Persönlichkeitsstörungen.

Doch eine affektive Störung ist auch dann keine Schizophrenie, wenn man den Diagnosen die Nummern der Manuale zuordnet, die der internationalen Verständigung dienen sollen. Empirisch nicht belegt sei die Behauptung, dass die Klinik ihre Patienten in menschenverachtender Weise begutachte und behandele. Das schreibt die Staatskanzlei. Aber eine empirische Untersuchung haben die beiden Psychologen selbst schon begonnen und deshalb eine systematische Untersuchung gefordert ...

Die Landesverfassung schreibt vor, dass Beschwerdeführer einen Anspruch darauf haben, eine Antwort zu bekommen. Als Antwort auf ihre Anzeige von Menschenrechtsverletzungen an psychisch Kranken bekommen Eva Schwenk und Christian Röhrig die Kündigung und ein inhaltsleeres Blatt

Papier. Christian Röhrig hat einen befristeten Arbeitsvertrag, der nicht verlängert wird. Einige Wochen später tagt der Petitionsausschuss. Im Protokoll steht: *Der Petitionsausschuss beschließt einstimmig, die Petition ‚Bearbeitung von Beschwerden über den Ärztlichen Direktor der Landesnervenklinik durch die Landesregierung' als nicht einvernehmlich erledigt abzuschließen.*

„Da kann nur noch die Presse helfen!"

12

Eva Schwenk wendet sich an die Presse, woraufhin ihr eine Unterlassungsklage zugestellt wird. In einem Leserbrief in der regionalen Presse hatte sie einige Wochen zuvor geschrieben, dass die Landesnervenklinik Menschenrechtsverletzungen an ihren Patienten begehe. Diese Behauptung, sagt die Klinik, sei eine unwahre Tatsachenbehauptung und daher zu unterlassen: *In der Tat stellt die Behauptung, in der Landesnervenklinik würden Menschenrechtsverletzungen begangen, einen schwerwiegenden Vorwurf dar, der den Ruf der Klinik in der Öffentlichkeit in ganz erheblichem Maße und damit auch das Vertrauen der Bevölkerung in die ärztliche Qualität der Klinik in erheblichem Maße gefährdet. Die Schwere wird unterstrichen durch die Intensität, mit der die Beklagte ihren völlig unqualifizierten und völlig unbegründeten Vorwurf weiterverfolgt ...* Aber Eva Schwenk gewinnt den Prozess. Sie durfte und darf auch weiterhin öffentlich behaupten, dass die Landesnervenklinik Menschenrechtsverletzungen an ihren Patienten begeht, und die Klinik kann die Menschenrechtsverletzungen fortgesetzt begehen.

Die Vorgeschichte: Eva Schwenk berichtet einem Redakteur der Landesrundfunkanstalt über die psychiatrische Praxis der Landesnervenklinik und schickt ihm Informationen. Der Redakteur schreibt: *... vielen Dank für die Unterlagen, die Sie mir zukommen ließen. Sie entsprechen genau dem, was ich für eine sachgemäße Aufarbeitung des Themas benötige. ... Eine erste Einschätzung des Themas: ... Für Patienten bedeutet das eine Sackgasse, die zum Teil für längere Zeit in geschlossene Anstalten führt. Grundrechte auf Freiheit oder auf körperliche Unversehrtheit werden verletzt und keiner kann sich wehren. Warum gibt* *es keine Kontrollinstanzen? Warum haben bei den konkreten Fällen trotz Hinweisen die Verantwortlichen – in dem Fall das Ministerium oder auch die Krankenkassen – nicht gehandelt und eine Untersuchung der Fälle angeordnet? Diese Fragen müssten in einem Filmbeitrag beantwortet werden.*

Doch dann schickt er ihr die Unterlagen, auf denen er sich die Telefaxnummer des Psychiatriereferenten der Landesregierung notiert hat, mit folgendem Begleitschreiben zurück: *Das Thema Psychiatrie und die damit verbundenen Verletzungen der Rechte einzelner Menschen scheint durchaus ein interessantes Thema. ... Unsere Recherchen zu dem Thema und auch die Prüfung der von Ihnen vorgelegten Unterlagen haben zu einem Ergebnis geführt, das die Produktion eines Filmbeitrages nicht zulässt.*

Nun wendet sich Eva Schwenk an ein politisches Magazin der Printmedien. Der Journalist vereinbart ebenfalls einen Termin mit dem Psychiatriereferenten, und jetzt wird die ehemalige Betreuerin auf Unterlassung verklagt. Die Landesnervenklinik benennt den Psychiatriereferenten als Zeugen dafür, dass Eva Schwenk ihre *unwahren Behauptungen* über die Klinik gegenüber der Landesrundfunkanstalt und einem politischen Magazin geäußert hat. Die Klage ist schon im schriftlichen Vorverfahren, als die Redakteurin eines politischen Fernsehmagazins, der Eva Schwenk die Unterlagen nunmehr zugesandt hat, im Büro einer Landtagsabgeordneten anruft. Die Abgeordnete ist nicht da, weshalb die Redakteurin ihre Telefonnummer hinterlässt, mit der Bitte um Rückruf. Die Abgeordnete ruft die Redakteurin nicht zurück, stattdessen reicht die Landesnervenklinik einen weiteren Schriftsatz in der Klage ein: *Die Beklagte fährt fort, die von ihr aufgestellten inkriminierten Behauptungen* (inkriminieren: jemanden eines Verbrechens beschuldigen) *weiter in der Öffentlichkeit zu ver-*

breiten ... Nunmehr hat das klagende Krankenhaus in Erfahrung gebracht, dass die Beklagte versucht hat, beim ... Rundfunk eine entsprechende Sendung zu veranlassen. Es zeigt sich, dass der Informationsfluss zwischen Landesregierung, Landtag und Klinik reibungslos funktioniert. Und es stellt sich die Frage, wer das größere Interesse daran hat, die Psychologin durch die Unterlassungsklage mundtot zu machen. Verliert sie den Prozess, drohen ihr Ordnungsgeld in Höhe von je 5.000 EUR für jeden Fall der Zuwiderhandlung und für den Fall, dass sie den Betrag nicht bezahlen kann, Ordnungshaft bis zu sechs Monaten.

In der Unterlassungsklage muss Eva Schwenk den Beweis erbringen, dass es sich bei ihrer Behauptung um eine wahre Tatsachenbehauptung handelt, was die Klägerin bestreitet. Im schriftlichen Vorverfahren beschreibt sie die Menschenrechtsverletzungen zunächst in allgemeiner Form in den Punkten Diagnostik, Begutachtung, Behandlung, weitere psychische Misshandlungen, Manipulationen. Zum Beweis dieser allgemeinen Darstellung reicht sie dem Gericht die Dokumentationen der Fälle Doris J. und Carmen M. ein, nachdem die beiden Frauen sie von ihrer Schweigepflicht entbunden haben. Der Fall Doris J. wurde bereits dargestellt. Hier der Fall Carmen M.:

Carmen M. ist 30 Jahre alt, als sie zum zweiten Mal in der Landesnervenklinik untergebracht wird. Die Mutter beantragt ihre Unterbringung, weil ihre Tochter nichts mehr isst, am Verhungern ist und sie sich nicht mehr anders zu helfen weiß. Die nächsten zwei Jahre ihres Lebens wird Carmen M. in der Klinik verbringen. Aus einem Gutachten, das die Klinik erstellt, um die Notwendigkeit der Betreuerbestellung zu begründen, erfährt der Vormundschaftsrichter Folgendes über die Betroffene: *Die Patientin war nach Realschule und dem Abschluss einer Ausbildung zur Kosmetikerin arbeitslos. ... Die Patientin tyrannisierte die übrigen Familienangehörigen durch ihre Forderungen und unwichtigen Verbote ... die Eltern mussten über längere Zeit die Toilette der Nachbarwohnung benutzen, die Eltern lebten auch mehrere Tage im Halbdunkeln, da die Tochter das Licht nicht ertragen konnte. Frau M. verweigerte schließlich jegliche Nahrungsaufnahme, auch die von ihr verlangte Babynahrung. ... Sie magerte extrem ab, dass ihr Gewicht bei Aufnahme am unteren Existenzminimum für ihre Größe lag. Sie war völlig verwahrlost, ihr Haar war ein einziger großer Filzknoten, unentwirrbar und musste aus hygienischen Gründen geschnitten werden; auf der Gesichtsmittelpartie klebte eine mehrere Wochen alte Gesichts-packung, völlig undefinierbar. An den Beinen fanden sich multiple Hämatome, die sich die Patientin nach eigenen Auskünften in autoaggressiver Weise selbst beigebracht hatte. ... Die stationäre Behandlung gestaltete sich äußerst schwierig. Die Patientin nahm Medikamente nur widerwillig ein. Auch die Nahrungsaufnahme war problematisch. Zeitweise musste die Patientin über Magen-sonde und auch per intravenöser Infusion ernährt werden. Die Patientin ist weder krankheits- noch behandlungseinsichtig.*

Der Richter erfährt, dass Carmen M. ein Jahr zuvor schon einmal unter Anwendung polizeilicher Gewalt in die Klinik gebracht worden war, mit der Begründung einer Fremd-gefährdung: *... in der Wohnung häuften sich verschimmelte Nahrungsmittel, deren Beseitigung die Betroffene ihren Eltern verbot, weshalb es immer wieder zu Auseinandersetzungen kam, in deren Verlauf die Betroffene ihre Eltern auch mit einem Messer bedrohte.* Nach dieser ersten stationären Behandlung sei sie dann überhaupt nicht mehr nach draußen gegangen und habe ohne Außenkontakte ausschließlich im elterlichen Haushalt gelebt. Die Klinik diagnostiziert eine *simplex Schizophrenie*, eine Form der Schizophrenie mit dem ungünstigsten Krankheitsverlauf. Weiterhin wird eine *ausgeprägte Auszehrung* des Körpers infolge der gestörten Nahrungsaufnahme diagnostiziert. Die gestörte Nahrungsaufnahme habe ihre Ursache in *Vergiftungsideen*, die wiederum in der Schizophrenie begründet seien. Dem Vormundschaftsrichter beschreibt die Klinik Symptome einer simplex Schizophrenie: ... *eine erhebliche Veränderung des Gefühlserlebens, eine Antriebsminderung, eine Interessenverarmung, meist verbunden mit einem erheblichen sozialen Abstieg und Rückzug auf sich selbst, ... eine Ich-Störung, die zu einer Durchlässigkeit der eigenen Grenzen und in der Folge zu wahnhaftem Erleben führt.*

Die Klinik erstellt einen Behandlungsplan für Carmen M., wonach sie von der geschlossenen Station auf die mittelfristige Station verlegt werden soll. Auf der mittelfristigen Station soll sie über mehrere Monate an einem speziellen Trainingsprogramm für schizophrene Patienten teilnehmen, um ihren Persönlichkeitszerfall aufzuhalten und sie auf eine Rehabilitationsmaßnahme in einem Übergangswohnheim vorzubereiten, die sich für die Dauer von zwei Jahren anschließen soll. Eine langjährige Behandlung mit neuroleptischen Medikamenten, für mindestens weitere fünf Jahre, soll konsequent fortgesetzt werden. Damit dieser Behandlungsplan auch gegen den Willen der Patientin durchgesetzt werden kann, beantragt die Klinik eine Betreuung und für alle Aufgabenbereiche der Betreuung die Anordnung eines Einwilligungsvorbehaltes. Das ist die faktische Entmündigung von Carmen M., die zukünftig den rechtlichen Status eines siebenjährigen Kindes haben wird, denn der Richter folgt den Anträgen der Klinik.

In einer richterlichen Anhörung sagt Carmen M.: *Ich kam hierher, weil ich nichts mehr aß und mich auch nicht mehr pflegte. Ich war in dieser Zeit sehr traurig, ohne dafür einen besonderen Grund angeben zu können. Ich wollte auch, dass zu Hause, jedenfalls im Wohnzimmer, wo ich mich aufgehalten habe, nicht geheizt wurde, ich empfand die geheizten Räume als zu warm. ... Meine Situation hat sich hier in der Klinik nach wie vor nicht verbessert, ich fühle mich nach wie vor unglücklich. Dennoch möchte ich hier nicht weiterbehandelt werden, ich möchte lieber wieder zu Hause sein. Unter anderem liegt dies auch an der Ernährung, ich mag vieles nicht essen.*

Die verabreichten neuroleptischen Medikamente „schlagen nicht an" und verursachen erhebliche körperliche und psychische Störungen. Carmen M. bekommt Blickkrämpfe, bei denen sich die Augäpfel in das Schädelinnere hineindrehen und sie nichts mehr sehen kann; ihre Zunge wird steif, sodass sie nicht mehr richtig artikulieren kann; Speichel wird vermehrt produziert und läuft ihr aus dem Mund; sie kann nicht mehr ruhig sitzen und nicht mehr ruhig stehen, muss ständig aufstehen, umherlaufen und auf der Stelle treten; sie kann sich nicht konzentrieren, nichts mehr behalten, empfindet ihren Kopf wie einbetoniert. Die Ärzte wollen ein neuroleptisches Medikament einsetzen, das weniger direkt spürbare körperliche Nebenwirkungen verursacht, aber gefährliche Veränderungen im Blutbild hervorrufen kann. Deshalb muss ein Patient schriftlich sein Einverständnis zur Einnahme des Medikamentes erteilen, was Carmen M. zunächst verweigert. Mit einer Hand am Telefonhörer sagt ihr der behandelnde Arzt, er würde eine Verlängerung des Unterbringungsbeschlusses beantragen, wenn sie nicht unterschreibe. Carmen M. unterzeichnet die Erklärung, in der

Hoffnung, nach Ablauf des Unterbringungsbeschlusses nach Hause gehen und das Medikament dann absetzen zu können. Mit der Verabreichung des neuen Medikamentes werden wöchentliche Blutbildkontrollen notwendig. Wenn Carmen M. Blut sieht, wird ihr schlecht, und so bittet sie darum, sich bei der Blutabnahme hinlegen zu dürfen. Die Ärzte erlauben ihr diesen Umstand nicht und ziehen sie am Kragen wieder hoch, wenn sie im Stuhl wegsinkt.

Im November ist Carmen M. untergebracht worden, für die Dauer von sechs Wochen. Der Beschluss wird zuerst für weitere drei Monate verlängert und dann noch einmal für sechs Monate, bis Ende September. Noch während des laufenden Beschlusses zur Unterbringung in einer geschlossenen Station wird Carmen M. im April auf die offene und mittelfristige Station der Klinik verlegt. Jederzeit kann man sie auf die Geschlossene zurückverlegen, zum Beispiel wenn sie ihr Gewicht nicht halten würde, sagen die Ärzte und erstellen mit ihr den folgenden Essensplan: Morgens ein Brötchen mit Honig, mittags eine Banane und in Milch gekochte Haferflocken, abends ein Brötchen mit Käse. An Getränken nimmt sie ausschließlich Leitungswasser zu sich. Von der Klinik werden lediglich die Brötchen gestellt. Alles andere muss sie sich selbst einkaufen und von ihrem Taschengeld, das ihr das Landesamt für Jugend, Soziales und Versorgung auszahlt und monatlich 75 EUR ausmacht, auch selbst bezahlen. Carmen M. kann eine Variation der Nahrungsmittel nicht zulassen. Es muss immer die gleiche Honigsorte und die gleiche Käsesorte sein, selbst Milch und Haferflocken müssen jeweils immer vom gleichen Hersteller sein. Jede Veränderung löst Panikattacken bei ihr aus. Nach mehreren Monaten kann sie sich für das Abendessen kein Brötchen zurücklegen, weil auf der Station ein „Engpass" entstanden ist. Sie bekommt Panikattacken, weil sie ihren Essensplan nicht mehr einhalten kann. Von den Ärzten erfährt sie, dass ihr, wie jedem anderen Patienten auch, nur ein Brötchen am Tag zustünde und sie sich welche zum Aufbacken kaufen könne. Doch das wären andere Brötchen, und so bettelt sie bei Mitpatienten, von denen einige Mitleid haben und ihr eines abgeben. Die Klinik schreibt, die Patientin halte *rigide* (starrsinnig) an ihrem Essensplan fest.

24 Monate lang behandelt die Landesnervenklinik bei Carmen M. die diagnostizierte Schizophrenie und die diagnostizierte gestörte Nahrungsaufnahme infolge von Vergiftungsideen. Der Tagesablauf der Patientin auf der offenen Station sieht so aus:

- 6:30 Uhr Wecken
- 7:00 Uhr Frühstück eines Brötchens mit Honig und Leitungswasser; Medikamentenausgabe
- 8:00 Uhr bis 11:00 Uhr Arbeitstherapie; die Patientin faltet Unterwäsche für eine Firma
- 11:30 Uhr Mittagessen, bestehend aus einer Banane, in Milch gekochten Haferflocken und Leitungswasser; Medikamentenausgabe
- 13:00 Uhr Verschluss der Zimmer; Carmen M. wartet auf den täglichen Anruf ihrer Mutter
- Zwischen 14:00 Uhr und 16:00 Uhr geht sie in einen Einkaufsmarkt ihre Nahrungsmittel einholen; oft steht sie lange vor den Regalen und beschäftigt sich damit, was sie gerne essen würde, was sie am ehesten essen könnte ...
- 16:00 Uhr Aufschließen der Zimmer; Carmen M. packt ihre Einkäufe weg und wartet auf das Abendessen

– 18:00 Uhr Abendessen, bestehend aus einem Brötchen mit Käse und Leitungswasser; Medikamentenausgabe
– 19:00 Uhr bis 23:00 Uhr Fernsehen

Samstags und sonntags werden die Zimmer nicht abgeschlossen, Fernsehen ist länger möglich, Frühstück ist erst um 8:00 Uhr. Jeden Samstag kommt ihre Mutter zu Besuch. Jeden Dienstag ist Visite. Ab 9:00 Uhr warten die Patienten, bis sie für fünf Minuten an die Reihe kommen; die Letzten bis 12:00 Uhr. Die Blutbildkontrollen sind jetzt nur noch alle vier Wochen notwendig. Dienstagabend ist Spiel-Abend mit dem Pflegepersonal, woran jedoch nur zwei bis drei Patienten teilnehmen, Carmen M. nicht. Alle fünf Tage hat sie Küchendienst, ab und zu wird ein Kuchen gebacken. Während der letzten Aufenthaltsmonate hat sie jeden Donnerstag von 16:00 Uhr bis 16:30 Uhr ein Gespräch mit einem Psychologen, der glaubt, sie habe einen Vergiftungswahn. Ab und zu kommt abends ein Pfarrer auf die Station. Einmal im Jahr macht die Station einen Ausflug in die Umgebung.

Nach zwei Jahren wird Carmen M. aus der Klinik in eine betreute Wohngruppe nach M. entlassen. Kaum in der Wohnung angekommen, telefoniert sie in die Klinik und bittet darum, sofort wieder aufgenommen zu werden. Die Klinik sagt zu. In M. gibt es anderes Leitungswasser und Carmen M. müsste ein käufliches Mineralwasser trinken, doch vor jeder Variation der Nahrungsmittel hat sie nach wie vor Angst. Sie bestellt ein Taxi und fährt zurück in die Klinik. Verstört ist sie und blockiert. Einige Tage darauf will sie sich umbringen. Zu Hause sei sie traurig gewesen und habe nichts mehr gegessen, sagte Carmen M., und nach zwei Jahren Behandlung in der Klinik will sie sich umbringen.

„Das ist sicher ein trauriges Schicksal. Aber ich sehe nicht, was die Klinik hier falsch gemacht haben könnte."

„Vielleicht können Sie es sehen, wenn Sie die Stellungnahme der Betreuerin gelesen haben."

Als mir die Betreuung von Carmen M. übertragen wird, ist sie gerade von der geschlossenen auf die mittelfristige Station verlegt worden. „Das Essen" sei ihr Problem, sagt sie, schon seit über vier Jahren. Es habe ganz harmlos angefangen. Zunächst, etwa seit ihrer Pubertät, habe sie sich nur gesund ernähren und nicht mehr zunehmen wollen. Sie habe kein Fleisch mehr gegessen, nur noch ganz frisches Obst und Gemüse und mehr und mehr Reformhauskost. Irgendwann habe sie an den Mahlzeiten der Familie nicht mehr teilgenommen und ihr Essen selbst zubereitet. Nach der Pensionierung des Vaters sei er den ganzen Tag um sie herum gewesen, habe sich über ihre Essgewohnheiten lustig gemacht oder einfach nur gestört, zum Beispiel die Küche fegen müssen, wenn sie ihr Essen zubereitet habe. Dann habe sie nur noch nachts gegessen, wenn der Vater im Bett gewesen sei; später immer zur gleichen Uhrzeit und immer die gleichen Nahrungsmittel. Aber wenn zum Beispiel zu einer Mahlzeit mal ein Apfel gefehlt habe, dann habe sie ihre Ernährung so fortgesetzt und zukünftig keine Äpfel mehr essen können. So habe sich ihre Auswahl an Nahrungsmitteln immer stärker eingeschränkt.

Ich frage Carmen M., was es mit den Vergiftungsideen auf sich habe. Sie sei entsetzt gewesen, als sie zum ersten Mal von den Ärzten darauf angesprochen worden sei. Sie glaube nicht, dass das Essen vergiftet sei und das sage sie ihnen auch immer wieder, wenn sie danach fragten. Sie habe die Ärzte auch schon gefragt, wie sie auf diese Idee kämen, aber keine

Antwort erhalten. Über ihre Essprobleme könne sie mit keinem Menschen in der Klinik reden, höchstens manchmal mit Patienten. Als sie auf der geschlossenen Station mit der Magensonde ernährt worden sei, habe man vor ihren Augen Wurst zerquetscht und dem Nahrungsbrei der Magensonde beigemischt, obwohl sie seit ihrer Pubertät Vegetarierin sei. Nichts sei schlimmer für sie, als Fleisch zu essen. Später habe sie das Essen qualvoll in sich hineingestopft, weil während der Mahlzeiten ein Arzt mit der Magensonde neben ihr gestanden und ihr sogar bis zur Toilette nachgelaufen sei.

Carmen M. kann nicht an einem Vergiftungswahn erkrankt sein, denn das Wesen einer Wahnerkrankung ist die Unkorrigierbarkeit beim Erkrankten. Hätte Carmen M. Vergiftungsideen, wäre sie durch nichts davon zu überzeugen, dass das Essen nicht vergiftet ist.

Ich frage Carmen M. und ihre Mutter nach dem Anlass für ihre erste Unterbringung in der Landesnervenklinik. Der Vater habe die Unterbringung zusammen mit dem Gesundheitsamt veranlasst. Kein anderes Familienmitglied sei informiert gewesen. Wochen vor der Unterbringung habe er eine alte Frau auf dem Bürgersteig angefahren und schwer verletzt liegen lassen. Aufgrund der häuslichen Situation mit einer psychisch kranken Tochter seien ihm im Prozess wegen Körperverletzung und Fahrerflucht mildernde Umstände zuerkannt worden. Plötzlich hätten Polizei, Krankenwagen, eine Ärztin des Gesundheitsamtes und ein Richter vor der Tür gestanden. Carmen M., ihre Mutter und ihre Schwester hätten sich gegen die Verbringung gewehrt. Ein Polizist sei weinend zusammengebrochen und es sei ein zweiter Streifenwagen gerufen worden. Blaue Flecken habe sie von der Gewaltanwendung der Polizei davongetragen. Nachdem Carmen

M. weggebracht worden sei, habe die Schwester aus Wut auf ihren Vater mit einem Stein die Scheibe des Wohnzimmerfensters eingeworfen. Fremdgefährdend sei Carmen M. niemals gewesen. Niemals habe sie ihre Eltern oder sonst jemanden mit einem Messer bedroht, ganz anders sei die Situation gewesen. Die Mutter habe der Tochter Vorwürfe gemacht, weil sie sich nicht mehr um eine Arbeit bemüht, sich gehen lassen und immer mehr zurückgezogen habe, ihre Essgewohnheiten nicht mehr zu verstehen gewesen seien. In diesem Streit habe Carmen M. ein Messer genommen und damit gedroht, sich umzubringen, doch die Mutter habe ihr das Messer wieder abgenommen. Von einer akuten Fremdgefährdung – eine Voraussetzung für eine freiheitsentziehende Maßnahme – könne keine Rede sein, auch nicht von einer akuten Selbstgefährdung, denn der Vorfall habe sich schon Wochen vor der Unterbringung ereignet.

Während dieses ersten Klinikaufenthaltes habe Carmen M. neuroleptische Medikamente schlucken müssen, sei aber nach sechs Wochen entlassen worden und habe die Medikamente wieder abgesetzt. 14 Pfund habe sie während dieser Zeit abgenommen und diese auch nicht mehr zunehmen wollen. Weil die Nachbarn den Polizeieinsatz und ihre Verbringung in die Landesnervenklinik mitbekommen hätten, habe sie sich geschämt und sei nach ihrer Rückkehr überhaupt nicht mehr aus dem Haus gegangen. Immer schlimmer sei ihr Zustand geworden, immer weniger habe sie gegessen. Wieder und wieder habe die Mutter versucht, ihr etwas einzuflößen, auf sie eingeredet, und die Tochter habe ihr auch immer wieder versprochen zu essen, aber sich nicht daran gehalten. An manchen Tagen habe sie kein Licht ertragen können, an anderen keine Wärme. Alles um sie herum habe bleiben müssen, wie es war. Schließlich habe sie nur noch dagelegen, sei am Verhungern gewesen, sodass nunmehr die Mutter ihre Unterbringung veranlasst habe, ein Jahr nach ihrem ersten Aufenthalt in der Landesnervenklinik.

Ich frage nach Kindheit und Jugend, nach persönlichen Schwierigkeiten und Fähigkeiten, und erfahre, dass Carmen M. schon immer ein scheues und ängstliches Kind gewesen sei, aber nicht schüchtern. Was ihr fremd und unbekannt gewesen sei, habe sie nach Möglichkeit gemieden. Wenn sie nicht gewusst habe, was auf sie zukomme, habe sie panisch reagiert und aus Angst auch Nachteile in Kauf genommen. Zum Beispiel sei sie mit der Realschule ein Jahr früher fertig gewesen als ihre Schwester und habe darauf bestanden, ihre Ausbildung zur Kosmetikerin erst dann zu beginnen, wenn auch die Schwester mit der Schule fertig sei, um mit ihr gemeinsam die Kosmetikschule besuchen zu können. Auch Prüfungen seien jedes Mal eine Tortur gewesen. Sie habe sich verrückt gemacht vor Angst und dann meistens mit einem guten Ergebnis abgeschnitten. Nie sei es für sie ein Problem gewesen, Kontakt zu anderen Menschen zu bekommen. Sie habe aber keinen Wert auf einen großen Freundeskreis gelegt, sondern sei lieber mit ihrer besten Freundin zusammen gewesen und zu Hause geblieben. In Discos oder zu sonstigen Veranstaltungen habe es sie nicht hingezogen. In der Pubertät habe sie begonnen, sich mit ihrem Aussehen und ihrer Gesundheit zu beschäftigen. Später sei die französische Kultur ihr größtes Interesse gewesen. Die französische Sprache habe sie sich selbst beigebracht, um bestimmte Chansons verstehen zu können. Dann habe sie als Au-pair-Mädchen nach Frankreich gehen wollen. Die Eltern hätten alles vorbereitet, aber im letzten Moment habe sie abgesagt. Es falle ihr sehr schwer, Entscheidungen zu treffen, weil sie Angst davor habe, sich falsch zu entscheiden. Und eigensinnig sei sie, sagt die Mutter. Kein Mensch könne sie zu etwas bewegen, was sie selbst nicht wolle.

Carmen M. hat keinen Vergiftungswahn und keine Schizophrenie. Sie hat eine schizotype Persönlichkeitsstörung, in deren Folge sich eine Magersucht und Zwangssymptome entwickelt haben. Ein Mensch mit einer schizotypen Persönlichkeitsstörung hat starke Ich-bezogene Ängste in neuen Situationen; Angst, psychisch oder physisch verletzt zu werden. Aufgrund dieser Angst kann er sich gegenüber anderen nicht wehren, und er kann aus einer ihn störenden Situation nicht heraus; so besteht seine Wehrhaftigkeit einzig in seiner passiven Verweigerung, im eigenwilligen Verharren. Im Gewohnten und Bekannten kann er angstfrei leben, und so versucht er durch Suggestion (Beeinflussung) alles das in seine gewohnte Welt zu integrieren und darin zu halten, dessen er bedarf. Er kann emotional auf andere eingehen, will gefallen und hat eine hohe Toleranz gegenüber seinen Mitmenschen. Indem er das Angsterleben vermeidet, kann er nicht mehr die Erfahrung machen, dass oder wann es unbegründet oder übersteigert ist.

Bei Carmen M. hat sich die schizotype Persönlichkeitsstörung pathologisch entwickelt. Ihr Denken und Fühlen sind fast ausschließlich auf die Vermeidung aktuellen Angsterlebens gerichtet. Aktuelles Angsterleben zu vermeiden stellt sie über die Befriedigung ihrer Bedürfnisse, trotz aller Konflikthaftigkeit, durch den starken Wunsch und die Sehnsucht nach einem erfüllten und glücklichen Leben. Eine Aufarbeitung der Persönlichkeitsstörung ist schwierig und zusätzlich erschwert durch die geistige und emotionale Beeinträchtigung, die durch die neuroleptischen Medikamente verursacht wird, die sie einzunehmen gezwungen ist. Doch vordringlich ist, dass mit der Behandlung der Essstörung begonnen wird, weil Carmen M. dadurch vital bedroht ist.

Ich schreibe an den Ärztlichen Direktor der Landesnervenklinik, bitte ihn, die Diagnose einer simplex Schizophrenie zu überprüfen, und begründe meine diagnostische Einschätzung. Daraufhin stellt der Stationsarzt beim Vormundschaftsrichter den Antrag, mich als Betreuerin zu entlassen, mit der Begründung, dass die Patientin durch meine Arbeit gefährdet sei.

Ich schreibe an den Vormundschaftsrichter und bitte ihn, einen neutralen Gutachter mit einer Überprüfung der Diagnose zu beauftragen, weil von der psychiatrischen Diagnose und der darauf begründeten Behandlung das zukünftige Leben von Carmen M. abhängt. Gleichzeitig beantrage ich die Aufhebung der Entmündigung, weil Einwilligungsvorbehalte ausschließlich zum Schutz des Betroffenen angeordnet werden dürfen, wenn der Betroffene sich durch seine Willensäußerungen erheblichen Schaden selbst zufügt und diese Schädigung dadurch abgewendet werden kann. Das Einzige, wodurch Carmen M. sich schadet, ist ihr Essverhalten. Durch eine rechtliche Entmündigung ist dieses schädigende Verhalten allerdings weder abzuwenden noch zu verändern. Der Richter entlässt mich zwar nicht aus der Betreuung und hebt auch die Einwilligungsvorbehalte wieder auf, aber einen neutralen Gutachter zur Abklärung der Diagnose bestellt er nicht.

Ich wende mich an eine psychosomatische Fachklinik und bitte Carmen M. dort vorstellen zu dürfen, damit die Essstörung behandelt werden kann. Bei der Betroffenen muss ich zuvor die Widerstände gegen eine solche Behandlung aufarbeiten.

Auf der einen Seite will sie frei von ihren Zwängen sein und endlich ein normales Leben führen, auf der anderen Seite hat sie Angst vor der Angst, die durch ein Aufbrechen der Zwangssymptomatik freigesetzt wird. Zwei Stunden unterhält sich eine Psychologin der psychosomatischen Fachklinik mit Carmen M. und sagt ihre Aufnahme zu, setzt sie bereits auf die Warteliste. Nur noch einen Arztbrief der Landesnervenklinik braucht die psychosomatische Klinik. In diesem Arztbrief wiederholt die Landesnervenklinik die unwahre Behauptung, die Patientin sei fremdgefährdend gewesen und *mit dem Messer auf die Eltern losgegangen*. Sie wiederholt das Vorliegen eines Vergiftungswahnes, ... *es bestand jedoch der Eindruck einer ständig bestehenden Wahnstimmung*. Und es wird die unwahre Behauptung aufgestellt, auf der geschlossenen Station habe sich *die Nahrungsaufnahme zunehmend komplikationslos gestaltet*. Bei einem magersüchtigen und zwangserkrankten Menschen kann die Nahrungsaufnahme nicht plötzlich komplikationslos werden, was bei Carmen M. in Wahrheit auch nie der Fall war. *Ein starrsinniges Festhalten am Essensplan* wird anstatt der Zwangserkrankung behauptet, und es werden ihr *soziale und kognitive Defizite* unterstellt, ohne darzulegen, worin diese bestehen sollen. Als Diagnose wird eine *simplex Schizophrenie* genannt und als Therapie eine *neuroleptische Behandlung für die nächsten fünf Jahre*. Die Psychosomatik nimmt ihre Zusage wieder zurück. Telefonisch versuche ich die unwahren Behauptungen richtig zu stellen, besonders was das Essverhalten angeht, woran die psychosomatische Fachklinik vordringlich interessiert ist. Ich würde ihnen ein anderes Gutachten der Landesnervenklinik zeigen, in welchem diese schriftlich das Gegenteil ihrer jetzigen Behauptung festgehalten hat, dass die Nahrungsaufnahme auch auf der geschlossenen Station *problematisch war.* Doch es ist schwer zu vermitteln, dass Ärzte einer Klinik offenkundig lügen. Die Psychologin sagt, sie habe den Fall Carmen M. nicht alleine entschieden, sondern mit der Chefärztin abgesprochen. Das Risiko, vielleicht doch mit einer schizophrenen Patientin konfrontiert zu sein, sei zu groß. Carmen M. wird nicht aufgenommen.

Immer wieder möchte Carmen M. die Klinik verlassen und bittet mich, sie „rauszuholen". Zurück nach Hause kann sie nicht. Sie weiß, dass sie dann sofort in die alten Gewohnheiten zurückfallen würde. Auf ihre Bitten antworte ich, dass ich sie nur ein einziges Mal aus der Klinik herausholen möchte, und Carmen M. weiß, was ich meine. Während ihres langen Aufenthaltes sieht sie immer wieder Patienten gehen, nach Hause, in betreute Wohngruppen oder in Heime; und sieht sie wieder zurückkommen, meist in einem schlimmerem Zustand als zuvor, weil mit der erneuten Aufnahme eine Hoffnung zerbrochen ist. Carmen M. muss schon in der Klinik lernen, eine Variation der Nahrungsmittel zulassen zu können, weil sie sonst draußen dekompensieren würde und vital bedroht wäre. Gedanklich setzt sie sich mit der Problematik auseinander, überlegt, was sie essen könnte, worin zum Beispiel kein Zucker oder keine Konservierungsstoffe etc. enthalten sind, hat Lust auf Obst und Gemüse, genießt schon deren Geruch. Aber ohne fachliche Hilfe schafft sie die Lockerung des Zwangsverhaltens nicht.

Ich schreibe an die psychosomatische Abteilung einer Uniklinik und frage, ob die Möglichkeit besteht, die Essstörung von Carmen M. auch ambulant zu behandeln. Die Uniklinik liegt nur 30 Autominuten von der Landesnervenklinik entfernt und ich könnte ambulante Therapiestunden organisieren.

Der Arzt der psychosomatischen Abteilung schreibt zurück, dass er dazu einen Konsiliarschein seiner Kollegen aus der LNK benötige. Um diesen Konsiliarschein bitte ich die Ärzte der Landesnervenklinik, aber schon zwei Tage danach meldet sich stattdessen der Arzt der psychosomatischen Abteilung. Er möchte seinen Kollegen nicht in den Rücken fallen, sagt er mir am Telefon.

Ich erfahre von einer Essberatungsstelle in M. Die Therapeutin benötigt ebenfalls einen Konsiliarschein, kann die Betroffene nur behandeln, wenn sie die Klinik verlassen hat. Es gibt keine andere Möglichkeit: Ich melde Carmen M. in einer betreuten Wohngruppe in M. an und stelle sie der Esstherapeutin vor. Beide Frauen haben gleich einen sehr guten zwischenmenschlichen Kontakt und wollen die Essstörung nach der Entlassung gemeinsam aufarbeiten. Den Umstieg von Leitungswasser auf ein käufliches Mineralwasser glaubt Carmen M. schaffen zu können, wenn sie „draußen" ist und sich gleichzeitig mit allen anderen Veränderungen ihrer Lebenssituation auseinandersetzen muss.

Carmen M. verlässt die Landesnervenklinik und hält es kaum eine Stunde im Betreuten Wohnen aus. In Angst und Panik telefoniert sie in die Klinik und nach einem Taxi und fährt zurück. Sie spricht kaum, wenn ihre Mutter oder ich sie anrufen. Besuch will sie nicht. Ihrer psychischen Problematik und der Klinik fühlt sie sich für alle Zukunft ausgeliefert. Sie will sich das Leben nehmen. Die Suizidäußerungen sind äußerst ernst zu nehmen. Ich informiere den Stationsarzt und den Vormundschaftsrichter und bitte ihn, endlich einen neutralen Gutachter zu bestellen, damit die Diagnose abgeklärt und endlich eine Behandlung der Essstörung erfolgen kann. Die Mutter spricht bei ihm vor und bittet ihn ebenfalls. Während des Gespräches muss sie weinen, bekommt Nasenbluten, ist verzweifelt. Was soll aus ihrer Tochter werden? Der Richter fordert eine schriftliche Stellungnahme von den Ärzten der Landesnervenklinik und vereinbart einen Anhörungstermin mit der Mutter, der Betroffenen und mir, ohne Hinzuziehung der Ärzte.

Über die Anhörung schreibt er in einem Aktenvermerk: *Der Betroffenen wurde zunächst erklärt, dass das Vormundschafts-gericht eine umfassende Fürsorgepflicht für unter Betreuung stehende Personen hat und Ziel der Unterhaltung sein soll, eine konstruktive Perspektive für die Zukunft zu erarbeiten. Frau M. informierte mich, dass sie seit über einem Jahr ausschließlich mit dem Medikament „Leponex" therapiert werde. Die Ärzte gäben an, dass Ursache ihrer Essstörung eine Schizophrenie sei. Aus die-sem Grunde werde lediglich mit dem genannten Medikament die angeblich vorhandene Schizophrenie therapiert, weil man seitens der Ärzte offensichtlich davon ausgehe, dass bei einer Besserung insoweit sich auch das krankhafte Folgeverhalten — Essstörung — von selbst sich bessere. Unter Bezug auf die bereits in der Akte befindlichen Stellungnahmen erklärte die Betreuerin überzeugend, dass nach ihrer psychologischen Beurteilung bei der Betroffenen keine Schizophrenie gegeben sei. Es sei vielmehr angezeigt, das zwanghafte Verhalten insgesamt zu behandeln, wobei das ein-gesetzte Medikament — auch im Hinblick auf dessen Nebenwir-kungen — höchst fragwürdig beurteilt werden müsse. ... Es kann nicht verantwortet werden, dass die erst 32-jährige Betroffene auf Dauer in der LNK verbleiben soll. Nach meiner Bewertung ist die junge Frau durchaus in der Lage, eigenständig zu leben, sofern es nur gelingt, die Essstörung und das Zwanghafte ihres Verhaltens zu erkennen. Aus laienhafter Sicht genügt es nicht, lediglich ein sedierendes Mittel zu verordnen.*

Der Richter vergibt einen Gutachtenauftrag an die Therapeutin der Essberatungsstelle mit der Fragestellung, ob eine ambulante Therapie möglich sei. Die wahre Absicht hinter dem Gutachtenauftrag ist, Carmen M. dadurch eine Therapie schon in der Klinik zu ermöglichen. Durch den richterlichen Gutachtenauftrag hat die Therapeutin die Möglichkeit, Carmen M. in der Klinik zu besuchen. Die vom Richter eingeforderte Stellungnahme der Landesnervenklinik schickt er mir kommentarlos zu. Darin steht sinngemäß, man habe eine Verschlechterung des Gesundheitszustandes der Patientin aufgrund meiner *unzulässigen* und *skurrilen* Einmischung in die Therapie der Klinik vorausgesehen und deshalb bereits vor einem Jahr meine Entlassung beantragt. Nun sei es aus Verantwortung der Patientin gegenüber an der Zeit, das Betreuungsverhältnis endlich zu beenden. Für die Zukunft bittet die Klinik eindringlich darum, *dass Frau Schwenk nicht mehr mit der Betreuung psychisch Kranker beauftragt wird.* Nach einigen Therapiestunden mit der Esstherapeutin gelingt Carmen M. der Umstieg von Leitungswasser auf ein käufliches Mineralwasser. Sie verlässt die Klinik und zieht im Betreuten Wohnen ein.

Nun muss ein Facharzt gefunden werden, der das neuroleptische Medikament absetzt. Der niedergelassene Facharzt, den wir aufsuchen, verweist uns, nachdem er Gutachten der Landesnervenklinik und meine Stellungnahmen gelesen hat, an eine weitere Psychiaterin und dann an die Psychiatrie der Uniklinik. Doch Carmen M. will nicht „von Psychiater zu Psychiater laufen". Durch die monatlich notwendigen Blutbildkontrollen hat der Arzt Gelegenheit, die Patientin zu beobachten. Dann spreche ich ihn auf das Absetzen des Medikamentes nochmals an und wende mich gleichzeitig an den Vormundschaftsrichter. Wie kann eine Situation rechtlich verankert sein, in der ein Mensch zur Einnahme eines Medikamentes gegen seinen Willen gezwungen wird und weiter gezwungen ist, es gegen seinen Willen einzunehmen, weil ein Absetzen ohne ärztliche Kontrolle für ihn gefährlich ist. Der Facharzt schleicht das Medikament langsam aus. Nach anfänglichen Schlafstörungen fühlt sich Carmen M. freier und sicherer. Sie bekommt wieder regelmäßig ihre Menstruation. Bei einem letzten Kontrollbesuch frage ich den Arzt nochmals nach seiner diagnostischen Einschätzung. Seine Antwort ist, dass in der Landesnervenklinik eben sehr junge Ärzte arbeiten würden, teilweise noch in der Ausbildung.

Erst mit dem Umzug ins Betreute Wohnen können Carmen M. und ich mit einer Aufarbeitung der schizotypen Persönlichkeitsstörung beginnen. Seit ihrem ersten Aufenthalt in der Landesnervenklinik lebte sie unter den Bedingungen der Hospitalisierung, ein Jahr im elterlichen Haushalt und zwei Jahre in der Klinik. Die psychischen Störungen sind chronifiziert. Es gibt nichts, wovor sie keine Angst hat, selbst vor einfachsten Konsumentscheidungen. Schritt für Schritt lernt sie, in neue Situationen hineinzugehen, macht die Erfahrung, dass die Stärke ihres Angsterlebens unbegründet ist und macht die Erfahrung, dass sie aufgrund ihrer emotionalen Differenziertheit in den neuen Situationen richtig reagieren kann. Ein Jahr später zieht Carmen M. aus dem Betreuten Wohnen in eine eigene Wohnung um. Wo immer sie hingeht, fällt sie auf. Sie ist hübsch, kleidet sich extravagant, hat immer mehr Wünsche und Interessen, findet Freundinnen, verliebt sich ... Zwei Jahre darauf wird die Betreuung aufgehoben. Carmen M. ist von jeder psychiatrischen Betreuung unabhängig und kann ihre Angelegenheiten selbst erledigen.

13

„Schnitt! Pause! Stop! Ich brauche jetzt einen Schnitt. Hier ist insgesamt nicht mehr die Rede davon, dass Psychiater irren, sich täuschen oder Fehler machen. Hier ist die Rede davon, dass sie ‚falsch Zeugnis reden wider ihren Nächsten‘; dass sie diffamieren, diskriminieren, offenkundig lügen, verdrehen, entstellen, grundlos Zwang und Gewalt anwenden, ihre Macht missbrauchen, und das gegenüber Menschen, die von ihnen abhängig sind. So stellen Sie es doch dar und das hat eine ganz andere Qualität als der Irrtum.“

„Aus der Geschichte der Menschheit wissen wir eines: Wann immer Menschen unkontrolliert Macht über andere Menschen ausüben, kommt es vor, dass sie die Macht missbrauchen. Und im Bereich der psychiatrischen Versorgung gibt es keine Kontrolle. Nicht einmal Kontrollkriterien existieren. Absolut nichts und niemand kontrolliert Psychiatrie.

Ein Beispiel, das zwar nichts erklärt, aber einiges veranschaulicht: Was passiert, wenn ein gelernter Briefträger als Ingenieur arbeitet? Es fällt auf, dass er kein Ingenieur ist. Was passiert, wenn ein gelernter Briefträger als Chirurg arbeitet? Es fällt auf, dass er kein Chirurg ist. Was ist passiert, als ein gelernter Briefträger als Oberarzt in einer Psychiatrie gearbeitet hat? Nichts ist passiert.

Gert Postel hieß der Mann. Er fälschte Zeugnisse und war zwei Jahre lang Oberarzt in einer psychiatrischen Klinik. Gert Postel hat psychisch Kranke diagnostiziert und behandelt, alleine und im Ärzteteam, ohne dass er seinen Kollegen aufgefallen wäre. Er hat Sachverständigengutachten für die Gerichte angefertigt, denen die Gerichte gefolgt sind. Die zuständige Aufsichtsbehörde, das Sozialministerium, wollte ihn zum Chefarzt einer forensischen Klinik befördern. Gert Postel würde vielleicht heute noch in der Psychiatrie arbeiten, wenn nicht ein dummer Zufall dazwischengekommen wäre. Jahre zuvor war er in einer anderen Stadt wegen Hochstapelei verurteilt worden. Über seinen Prozess hatte die regionale Presse berichtet. Eine Krankenschwester aus eben dieser Stadt bekam eine Stelle an der psychiatrischen Klinik, an der er jetzt ‚arbeitete‘, und erkannte ihn. Für den Briefträger Gert Postel war es ausreichend, sich ein paar Begriffe aus der Psychopathologie anzueignen, um in der Psychiatrie Karriere zu machen.“

„Es ist unglaublich. Aber wenn es wahr ist, was Sie über die psychiatrische Praxis der Landesnervenklinik sagen, warum sollten Ärzte so etwas tun?“

„Sie stellen die Frage nach dem Motiv, bevor ein Straftatbestand festgestellt ist. Eva Schwenk und Christian Röhrig haben eine Untersuchung eingefordert. Sie haben ihre eigenen Dokumentationen und ‚Fälle‘ angeboten und gefordert, dass an einer Zufallsstichprobe von Patienten weitere Dokumentationen erstellt werden. Auf der Grundlage einer solchen Untersuchung wird die psychiatrische Praxis der Klinik überhaupt erst justitiabel. Und ihr Ergebnis würde zeigen, dass die gegenwärtige Gesetzeslage nicht ausreicht, um psychiatrische Patienten zu schützen und die Wahrung ihrer Grundrechte zu gewährleisten.

Über die Frage nach dem Motiv kann man nur spekulieren. Im Jahr 19... strahlte die ARD in einem Politmagazin einen Beitrag über Missstände in der Psychiatrie aus. Der Ärztliche Direktor der Landesnervenklinik, damals erst kurze Zeit im Amt, äußerte sich dazu in einem Leserbrief: *Dienstag, 9. April 19..., 21 Uhr. Über das Erste Deutsche Fernsehen flimmern Bilder, die erschüttern, empören ... Dies ist die deutsche Psychiatrie. Millionen sind in ihren Vorurteilen bestärkt, die Reporter haben ihr Ziel erreicht, in Deutschlands psychiatrischen Kliniken spielt sich ein Holocaust ab ... das Medium Deutsches Fernsehen setzt mich gerade mit seiner ihm eigenen unumstößlichen Autorität als Krankenhauspsychiater den KZ-Schergen gleich ... und alle meine Mitarbeiter wären ebenso, das hieße, in der Psychiatrie würde eine Negativauslese von Sadisten, Gefühllosen, im Grunde seelisch Kranken arbeiten.*

Durch das Deutsche Fernsehen fühlt sich der Ärztliche Direktor und Psychiater den KZ-Schergen gleichgesetzt; schlimmer, einer Negativauslese von Sadisten und Gefühllosen; schlimmer noch, den im Grunde seelisch Kranken! Lesen Sie den Satz ruhig noch einmal ... *das hieße, in der Psychiatrie würde eine Negativauslese von Sadisten, Gefühllosen, im Grunde seelisch Kranken arbeiten.* So sieht er sie, die seelisch Kranken, die er behandelt.

14

Es geht um Menschenrechte, Grundrechte, Patientenrechte. Kennen Sie Ihre Patientenrechte? Sie sind aus dem Grundgesetz und aus dem Bürgerlichen Gesetzbuch hergeleitet und wurden auf der 72. Gesundheitsministerkonferenz in der heute gültigen Fassung dokumentiert:

- *Patienten haben ein Recht, in einem persönlichen Gespräch von ihrem Arzt vor der Behandlung verständlich, sachkundig und angemessen aufgeklärt und beraten zu werden, bezüglich der Diagnose, Nutzen und Risiken diagnostischer Maßnahmen, Nutzen und Risiken der Behandlung sowie der zur Anwendung kommenden Arzneimittel und Medizinprodukte, Alternativen der Behandlung.*
- *Der Patient hat ein Recht auf eine sichere, sorgfältige und qualifizierte Behandlung. Dies setzt voraus, dass die Behandlung wissenschaftlich gesichert und/oder aufgrund praktischer ärztlicher Erfahrung in der Ärzteschaft akzeptiert ist.*
- *Der Patient hat ein Recht auf freie Arzt- und Krankenhauswahl.*
- *Jeder Patient hat ein Recht auf Einsicht in die ärztliche Dokumentation zu Diagnose und Therapie.*
- *Vor jeder Behandlung muss der Patient seine Einwilligung geben (Ausnahme: Notfallbehandlung). Die wirksame Einwilligung des Patienten ist zwingende Voraussetzung der ärztlichen Behandlung. Niemand kann zur Behandlung gezwungen werden und niemand darf eine Behandlung erzwingen.*

... es sei denn, Sie leiden an einer gefährlichen Infektionserkrankung. Dann wird Ihre Behandlung nach dem Bundesseuchengesetz geregelt. Oder Sie sind psychisch krank, denn dann wird Ihre Behandlung nach dem jeweiligen Unterbringungsrecht der Länder geregelt. Wenn ein Facharzt behauptet, Sie seien geisteskrank und aufgrund dieser Erkrankung selbst- oder fremdgefährdend, sind alle diese Patientenrechte eingeschränkt oder außer Kraft gesetzt, bis auf eines: Ihr Recht auf eine sichere, sorgfältige und qualifizierte Behandlung, nach einem wissenschaftlich gesicherten Standard und den anerkannten Regeln der ärztlichen Kunst.

Einmal abgesehen davon, dass die Wissenschaft von der Psyche des Menschen eine noch sehr junge Wissenschaft mit vielen offenen Fragen ist, gibt es doch eine Reihe gesicherter Erkenntnisse, aufgrund derer zum Beispiel die psychischen Symptome einer Schlafstörung und eines Drogenmissbrauches eindeutig von den Symptomen einer Schizophrenie zu unterscheiden sind, wie im Fall Klaus-Dieter W.; oder die Symptome einer stimmungslabilen Persönlichkeit von den Symptomen eines hirnorganischen Psychosyndroms, wie im Fall Sigrid W.; es sind ganz klar die Symptome einer affektiven Störung von denen einer Schizophrenie zu unterscheiden, wie im Fall Doris J., oder die psychischen Symptome bei einer Hirnschädigung von denen einer schizoaffektiven Psychose, wie im Fall Andreas L.; Hans-Willi L. ist genauso wenig an einer schizoaffektiven Psychose erkrankt, wie Carmen M. an einer schizophrenen Psychose. Nicht einmal das Recht auf die richtige Behandlung ihrer Erkrankung haben Sie in der Psychiatrie, weil kein Mensch die Anwendung der wissenschaftlichen Standards in der Praxis kontrolliert."

„Die Dokumentationen zweier dieser Fälle haben einem Gericht vorgelegen, sagten Sie?"

15

Im schriftlichen Vorverfahren der Unterlassungsklage bietet Eva Schwenk noch weitere Dokumentationen zum Beweis an, aber dem Landgericht reichen die Fälle Doris J. und Carmen M., um ein Urteil darüber zu fällen, ob es sich bei der Behauptung, die Landesnervenklinik begehe Menschenrechtsverletzungen an ihren Patienten, um eine wahre oder eine unwahre Tatsachenbehauptung handelt. Das Landgericht verhandelt die Klage in einem „Sammeltermin", was bedeutet, dass zehn Verfahren gleichzeitig terminiert werden. Die Vorsitzende Richterin fragt das klagende Krankenhaus, ob es die Klage aufrechterhalten will und fragt die Beklagte, ob sie den Antrag auf Abweisung der Klage aufrechterhalten will. Beide bejahen, Ende der Verhandlung. Das Urteil ergeht den Parteien schriftlich.

Das Landgericht urteilt, dass die Klage abzuweisen sei. Nicht weil es sich bei den Menschenrechtsverletzungen um eine wahre Tatsachenbehauptung handele, sondern weil diese Behauptung keine Tatsachenbehauptung, sondern eine Meinungsäußerung sei. Eine Meinungsäußerung sei durch das Grundgesetz geschützt, womit sich eine Beweisaufnahme erübrige.

„Jetzt wird mir langsam mulmig. Soll das heißen, dass ein deutsches Gericht nicht geprüft hat, ob an psychiatrischen Patienten tatsächlich Menschenrechtsverletzungen begangen werden? Nicht wissen will, ob es wahr oder unwahr ist?"
„So sieht es aus. Im schriftlichen Vorverfahren zu diesem Prozess hat Eva Schwenk darauf hingewiesen, dass der Wahrheitsgehalt ihrer angeblich unwahren Behauptung von der

zuständigen Aufsichtsbehörde, dem Ministerium für Arbeit, Soziales und Gesundheit, angeblich untersucht worden sei. Das Gericht könne zur Entscheidungsfindung diesen Untersuchungsbericht einholen, aber auch davon hat es nichts wissen wollen."

16

Nachdem die Psychologin nun in aller Öffentlichkeit ihre „inkriminierten Behauptungen" verbreiten darf, stellt sie zusammen mit ihrem Kollegen Christian Röhrig einen offenen Brief ins Internet:

Offener Brief zu Menschenrechtsverletzungen in der Landesnervenklinik, an Menschen, die um die Verantwortung der Gesellschaft für den Mitbürger wissen.

Durch unsere Arbeit in der gerichtlichen Betreuung und Beratung psychisch kranker Menschen sind uns Menschenrechtsverletzungen in der Landesnervenklinik bekannt geworden. Von Beruf sind wir Diplom-Psychologen.

Weil wir Einblick in die Patienten- und Gerichtsakten hatten, konnten wir Menschenrechtsverletzungen in insgesamt 26 Fällen nachweisen. Sie sind im Anhang kurz dargestellt. Durch die Betreuten kannten wir eine Reihe weiterer Fälle, sodass wir mit Sicherheit nur die Spitze eines Eisberges dokumentieren konnten.

Im Jahr 1996 erstatteten wir Anzeige beim Ministerium für Arbeit, Soziales und Gesundheit des Landes ... . Dieses Ministerium ist im Landesgesetz für psychisch kranke Personen vom 1. Januar 1996 als oberste Aufsichtsbehörde festgeschrieben worden. Seither bemühen wir uns, dass eine Untersuchung der angezeigten Menschenrechtsverletzungen erfolgt. Wir wandten uns an den Ministerpräsidenten des Landes, den Petitionsausschuss des Landtages, verschiedene Landtagsabgeordnete und die Fraktionen im Landtag. Unserer Anzeige beigefügt hatten wir eine allgemeine Darstellung der Menschenrechtsverletzungen und fünf Kurzdokumentationen von Patienten, die bereit waren auszusagen. Das einzige Ergebnis unserer Anzeige war unsere berufliche Liquidierung, eingeleitet durch den Ministerpräsidenten des Landes ... .

Über unsere Arbeitsgerichtsprozesse – in denen keine inhaltliche Prüfung der Kündigung stattfand – wurde in der regionalen Presse berichtet. Inzwischen versuchten wir auch die überregionale Presse einzuschalten. Als dies der Landesregierung bekannt wurde, nahm der Ärztliche Direktor der Landesnervenklinik einen Presseartikel zum Anlass, eine Unterlassungsklage gegen uns einzureichen. Wir sollten die Behauptung, dass in der Klinik an den Patienten Menschenrechtsverletzungen begangen werden, als unwahre Tatsachenbehauptung zurücknehmen. Das Landgericht ... wies die Unterlassungsklage zwar ab, umging damit aber eine Beweisaufnahme und Überprüfung, ob die angezeigten Menschenrechtsverletzungen eine wahre oder eine unwahre Tatsachenbehauptung sind. Die Begründung für die Abweisung der Unterlassungsklage lautete, dass es sich bei unserer Aussage um eine Meinungsäußerung handele. Das Urteil ist seit Mai 2000 rechtskräftig.

Seit unserer Anzeigenerstattung 1996 haben wir nichts unversucht gelassen, um eine Untersuchung unserer Anzeige zu erwirken. So haben wir in den Eingaben an die o.g. Gremien auch Vorschläge für die Durchführung einer wissenschaftlichen Untersuchung gemacht. Da eine gesetzlich geregelte Aufsichtspflicht des Sozialministeriums besteht, hätte sich mit einfachsten Schritten nachweisen lassen, dass unserer Anzeige von Seiten der Aufsichtsbehörde noch nicht einmal ansatzweise nachgegangen worden war. Anstatt dies zu überprüfen, beschloss der Petitionsausschuss des Landtages, die Angelegenheit als nicht einvernehmlich erledigt abzuschließen. Gleichlautende Stellungnahmen erhielten wird von den Geschäftsführern der SPD- und der CDU-Landtagsfraktion. Von der FDP und den Grünen haben wir bisher keine Stellungnahme.

Offensichtlich ist, dass es Rechtsstaatlichkeit für psychisch Kranke nicht gibt und sich niemand dem grundgesetzlichen

Auftrag für diese Mitbürger verpflichtet fühlt. Anstatt eine Untersuchung vorzunehmen, ist man gegen uns vorgegangen. Die Verbrechen in der Landesnervenklinik sind nur deshalb möglich, weil in Deutschland die psychiatrische Praxis allgemein völlig unkontrolliert ist und keine Öffentlichkeit hat. Weder die Politik noch die Wissenschaft, die Justiz oder die Medien nehmen die Missstände im Bereich Psychiatrie zur Kenntnis. Nur hin und wieder werden einzelne Psychiatrie-Opfer und einzelne unfähige oder kriminelle Ärzte und Therapeuten bekannt. In all diesen Fällen wurden jahrelang praktizierte Verbrechen eines Tages rein zufällig entdeckt – was auf eine hohe Dunkelziffer hinweist. Dennoch wird die Problematik nicht grundsätzlich angegangen. Die gesetzlich vorgeschriebene Aufsichtspflicht über die psychiatrischen Kliniken wird von den zuständigen Behörden nicht ausgeübt. In ... sind hierzu nicht einmal Verwaltungsvorschriften erlassen worden.

Im Anhang finden Sie eine Kurzdarstellung der in der Landesnervenklinik begangenen Menschenrechtsverletzungen. Wenn Sie uns unterstützen möchten oder weitere Informationen wollen, schreiben Sie uns bitte eine E-Mail: ...

Anhang zum Offenen Brief zu Menschenrechtsverletzungen in der Psychiatrischen Klinik Landesnervenklinik: Kurzdarstellung der Menschenrechtsverletzungen

Der psychisch kranke Mensch ist, anders als der somatisch Kranke, in allen Lebensbereichen davon abhängig, ob er in seiner Erkrankung fachliche Hilfe erhält – oder nicht. Von einer richtigen oder falschen Behandlung hängen für den Einzelnen ab:

- *Die Arbeitsfähigkeit und Möglichkeit der beruflichen Rehabilitation – oder die Berentung und das Abgleiten in die Sozialhilfe*

- Die Möglichkeit, in tragfähigen Beziehungen zu leben und zwischenmenschliche Kontakte aufzubauen – oder in die Isolation und Vereinsamung zu geraten
- Die Lebenssituation der Angehörigen
- Die Möglichkeit, in der eigenen Wohnung zu verbleiben und sich damit eine Privatsphäre zu erhalten – oder das Leben in Abhängigkeit von Einrichtungen
- Die Möglichkeit, am öffentlichen Leben teilzunehmen und den eigenen Interessen nachzugehen – oder die Teilnahmslosigkeit und geistige Verarmung
- Die Möglichkeit, ein selbstbestimmtes Leben zu führen oder unter gesetzlicher Betreuung zu leben

Die richtige oder falsche Diagnose – und damit die richtige oder falsche Behandlung – hat für den Einzelnen zur Folge, ob er seine im Grundgesetz verankerten Rechte wahrnehmen kann oder nicht: Das Recht auf körperliche und seelische Unversehrtheit, das Recht auf freie Entfaltung der Persönlichkeit und auf eine selbstbestimmte Lebensführung.

Weiterhin hängen von den psychiatrischen Beurteilungen die praktische Umsetzung des Betreuungsrechtes und des Gesetzes zur Unterbringung ab. Diese gravierenden Abhängigkeitsverhältnisse bestehen vor dem Hintergrund der großen Diagnoseunsicherheit im psychiatrischen Bereich. Aus diesem Grund hat die UNO eine Menschenrechtskonvention zum besonderen Schutz psychisch Kranker verabschiedet.

Die psychopathologische Diagnostik der LNK beschränkt sich auf fünf stereotyp angewandte Krankheitsbilder:

- Die schizophrene Psychose
- Die manisch-depressive Psychose
- Die schizo-affektive Psychose

- Die Borderline-Persönlichkeitsstörung
- Das hirnorganische Psychosyndrom

Andere Krankheitsbilder sowie Primärerkrankungen der Sucht-entwicklung fehlen völlig. Die am weitaus häufigsten gestellte Diagnose ist die paranoid halluzinatorische Schizophrenie. Diese reduzierte Diagnostik wäre einfach zu überprüfen, indem man bei den zuständigen Kostenträgern die Daten einfordert.

Unter den von uns dokumentierten 26 Fällen von Menschen-rechtsverletzungen in der LNK waren sechs Personen mit Sucht-erkrankungen. Bei 20 Personen mit psychischen Schwierigkeiten war von der LNK in 17 Fällen eine neuroleptische Dauermedika-tion verordnet worden. Bei 12 Personen war eine paranoid hal-luzinatorische Schizophrenie diagnostiziert worden. In Wahrheit aber waren nur zwei Personen an einer Schizophrenie erkrankt, und nur bei diesen Patienten war eine neuroleptische Medikation angezeigt.

Durch die falsche Diagnostik – meist wird die Einheitsdiagnose Schizophrenie getroffen – und durch eine rein defizitäre und diskriminierende Begutachtung werden die Patienten der LNK gezielt zu Opfern gemacht:

- Körperverletzung durch Medikamentierung
- Psychische Misshandlung durch Psychopharmaka und falsche therapeutische Programme
- Chronifizierung der wirklichen Erkrankung
- Freiheitsberaubung durch Unterbringung
- Nötigung zu Medikamenteneinnahme

Die unwissenschaftliche Diagnostik wird in der LNK dazu be-nutzt, die körperliche Unversehrtheit und die psychische Integrität jedes einzelnen Patienten zu verletzen. Selbstbestimmung und

Selbstständigkeit der Patienten werden verhindert, indem durch die falsche Begutachtung berufliche Entwicklungen verbaut werden und durch Manipulationen wie Isolierung der Patienten ihr Verbleib in einer eigenen Privatsphäre verhindert wird. Stattdessen werden die Patienten gegen ihren Willen in Abhängigkeit von Einrichtungen gebracht, die meistens die Klinik selbst betreibt oder die durch Beraterverträge von der Klinik abhängig sind. Schwer psychotisch Erkrankte oder Suchtkranke dagegen überlässt man sich selbst und der Verwahrlosung.

Die von fachlicher Hilfe dieser Klinik abhängigen Patienten und ihre Angehörigen werden in ohnmächtiges Verzweifeln getrieben. Eine unabhängige Beschwerdeinstanz existiert nicht.

Schon einfachste Erhebungen würden das Ausmaß der Verbrechen in der LNK aufzeigen: Zahlen über Suizide, Daten über das Zutreffen/Nichtzutreffen von Prognosen, zum Erfolg/Misserfolg von Rehabilitationen oder über den Prozentsatz der „Drehtür"-Patienten, katamnestische Untersuchungen (Berichte über Patienten nach ihrer Behandlung) an einer Zufallsstichprobe oder Daten zum Prozentsatz der Unterbringungsmaßnahmen. Doch selbst diese einfachsten Kontrolldaten gibt es nicht, geschweige denn wissenschaftliche.

17

Auf diesen offenen Brief melden sich ausschließlich Betroffene. Aus ganz Deutschland kommen E-Mails von Menschen, die Hilfe suchen. Eines Tages schreibt die Redakteurin einer Radiosendung und bittet um ein Interview. Anja L. heißt sie und moderiert die Radiosendung „Durchgeknallt", eine Sendung von Betroffenen. Anja L. interviewt ehemalige Patienten der Landesnervenklinik und Angehörige, ein ehemaliges Vorstandsmitglied des Betreuungsvereines, einen Vormundschaftsrichter, die Rechtsanwältin von Eva Schwenk und den Psychiatriereferenten des Landes. Dank dieser Radiosendung kommt endlich heraus, was es mit der angeblichen Untersuchung der Aufsichtsbehörde auf sich hat. Der Psychiatriereferent äußert sich zum offenen Brief im Allgemeinen: *Ich denke, wir haben versucht, alle Instrumentarien, die es sozusagen rechtlich gibt und handhabbar sind, sozusagen einzuführen, um – und das ist auch jetzt in diesem Fall der Vorwurf –, um systematischen Menschenrechtsverletzungen sozusagen auf die Spur zu kommen und sie auszuschließen. Dass es in einem Einzelfall, dass ein Pfleger oder eine Krankenschwester oder ein Arzt oder eine Ärztin oder wer auch immer, hin und wieder Übergriffe macht, also wie gesagt, ist nicht in Ordnung, muss überprüft werden, muss auch sanktioniert werden, wenn das passiert. Aber den Vorwurf der systematischen Menschenrechtsverletzungen, also den finde ich unzutreffend, und ja, ungeheuerlich eigentlich und der kränkt mich und bestürzt mich eigentlich sozusagen auch als Person und ich denke einfach, dass das auch nicht zutrifft.*
Was die Aufsichtsbehörde konkret getan hat, um den „ungeheuerlichen" Vorwurf zu überprüfen, sagt er auch: *In diesem Fall habe ich mich sozusagen mit einer Stellungnahme durch den*

Krankenhausträger nicht begnügt, sondern ich habe mir auch sozusagen direkt und unmittelbar die Unterlagen soweit, also die Krankenunterlagen vorlegen lassen, habe sie eingesehen und habe geprüft, ob das, was sozusagen vorgeworfen ist, nämlich es sind falsche Diagnosen gestellt worden war ja ein Vorwurf, oder wurde falsch behandelt, das habe ich einfach sozusagen im Rahmen der Krankenblatte überprüft und habe festgestellt, dass diese Beschwerden nicht zutreffend sind.

Da liest der Psychiatriereferent in den Krankenunterlagen der Klinik, dass zum Beispiel Doris J. schizophren sei und die neuroleptische Dauermedikation dringend erforderlich, dass sie aufgrund dieser Erkrankung das Niveau eines Kleinkindes habe, verwahrlost sei, unfähig zur Realitätseinsicht, antriebsgemindert, überwiegend völlig unvernünftig, krankheitsuneinsichtig, behandlungsuneinsichtig, affektlabil, distanzlos, unfähig zur Impulskontrolle ..., desgleichen liest er in den anderen „Krankenblatten" und stellt fest: Dass dem so sei. Die Unterlagen der Betreuerin hat er nicht eingesehen und mit Betroffenen und Angehörigen hat er auch nicht gesprochen. Die „empirischen Belege" interessieren ihn nicht.

„Ich weiß ganz einfach nicht mehr, was ich sagen soll. Eine solche Mauer von Ignoranz rundum!"

18

Einige Antworten von Menschen, die in unserer Gesellschaft Verantwortung tragen und deshalb von Eva Schwenk und Christian Röhrig angeschrieben wurden:

Der Justizminister des Landes: ... *hat mich gebeten, Ihr Schreiben vom ... zu beantworten. Es besteht für ihn keine Möglichkeit, in dieser Sache für Sie dienstlich tätig zu werden. Zuständig ist vielmehr der Minister für Arbeit, Soziales und Gesundheit. Dies gilt auch, soweit Sie neue Gesetze zum Schutz psychisch kranker Menschen fordern.*

Der Vorsitzende der CDU-Fraktion im Landtag: ... *Ich nehme Ihr Schreiben zum Anlass, Ihnen abschließend mitzuteilen, dass der Petitionsausschuss die von Ihnen vorgetragene Angelegenheit inhaltlich behandelt und eingehend geprüft hat. Im Ergebnis hat er aufgrund der sich ihm darbietenden Sachlage weder eine Möglichkeit, noch die Notwendigkeit dafür gesehen, auf parlamentarischem Wege weiter tätig zu werden. Zu unserer Entlastung übersende ich Ihnen die eingereichten Unterlagen zurück.*

Der parlamentarische Geschäftsführer der SPD-Fraktion im Landtag: ... *der Petitionsausschuss hat die von Ihnen vorgetragenen Menschenrechtsverletzungen in der Landesnervenklinik intensiv geprüft. Wir sehen danach keine Notwendigkeit, auf parlamentarischem Wege weiter initiativ zu werden. Die uns eingereichten Unterlagen senden wir deshalb zurück.*

Wenn es denn so ist, dass der Petitionsausschuss den Sachverhalt *intensiv geprüft* hat, müssten seine Mitglieder dazu in der Lage sein, zu erklären, dass in der Klinik keine Menschenrechtsverletzungen an den Patienten begangen werden. Eva Schwenk und Christian Röhrig bitten die einzelnen Abgeordneten, die folgende Erklärung zu unterschreiben: *Als Mitglied des Petitionsausschusses habe ich mich davon überzeugt, dass die Landesregierung ihrer gesetzlichen Aufsichtspflicht nachgekommen ist und diese Anzeige nach den Vorgaben des Landesgesetzes für psychisch kranke Personen vom 01.01.96 untersucht hat. Daher erkläre ich, dass in der Landesnervenklinik, unter dem Ärztlichen Direktor Herrn ..., keine Menschenrechtsverletzungen an psychisch kranken Personen begangen werden.* Kein einziger Abgeordneter unterzeichnet die Erklärung.

Christian Röhrig spricht die FDP-Fraktion im Landtag an. Es finden mehrere persönliche Gespräche mit der Stellvertretenden Fraktionsvorsitzenden statt. Schriftliche Unterlagen erhält sie ebenfalls. Die erbetene schriftliche Antwort bleibt aus. Deshalb wenden sie sich an die FDP-Bundestagsfraktion. Die Bundesgeschäftsstelle der FDP, Abteilung „Strategie und Kampagnen", bearbeitet die Sache: *Unabhängig voneinander haben ... das zuständige Ministerium, vier Landtagsfraktionen und die Staatskanzlei den Vorgang geprüft. Zuletzt wurde sogar der Petitionsausschuss damit befasst. Die Tatsache, dass weder Letzterer noch die Oppositionsparteien ... Veranlassung dafür sahen, einzuschreiten, lässt die Vermutung zu, dass keine strafrechtliche Relevanz gegeben ist.*

In mehreren persönlichen Gesprächen stellt Eva Schwenk einer Landtagsabgeordneten der Grünen den Sachverhalt dar und überlässt ihr Unterlagen. Ein Gespräch mit der Vorsitzenden der Fraktion soll stattfinden, wird aber immer wieder verschoben. Die Vorsitzende der Grünen-Fraktion im Landtag ist Mitglied im Aufsichtsrat des Landeskrankenhauses, dem Träger der Landesnervenklinik. Eva Schwenk bittet sie schließlich schriftlich um eine Antwort, doch diese bleibt aus. So wendet sie sich an eine Bundestagsabgeordnete der Grünen. Selbstverständlich werde man ihr antworten, sagt man ihr im Büro der Abgeordneten, in welchem sie mehrmals vorspricht und Unterlagen hinterlässt. Aber die Abgeordnete antwortet nicht.

Eva Schwenk und Christian Röhrig schreiben an den Beauftragten der Bundesregierung für die Belange der Behinderten, *... weil es für psychisch Kranke keinen Ansprechpartner gibt, sie in vielen gesellschaftlichen Bereichen den Behinderten gleichgesetzt werden, und sie durch eine falsche psychiatrische Behandlung zu Behinderten gemacht werden.* Seine erste Antwort: *... Überprüfungen dieser Art obliegen der Fach- und Rechtsaufsicht, die beim jeweiligen Bundesland liegt, also hier beim Land ... . Beschwerden über etwaige fehlerhafte Behandlungen können nur wirksam von einzelnen betroffenen Patienten, bevollmächtigten Angehörigen oder wirksam bestellten Betreuern an die Aufsichtsbehörde herangetragen werden ... Die überlassenen Unterlagen sind anliegend beigefügt.* Auf die Frage: *Wohin soll sich ein Bundesbürger wenden, wenn eine Landesregierung und das Parlament als Kontrollinstanz ihren gesetzlichen Auftrag nicht erfüllen*, antwortet der Beauftragte: *... aufgrund Ihres erneuten Schreibens in Sachen Landesnervenklinik ... habe ich Herrn Staatssekretär ..., Ministerium für Arbeit, Soziales und Gesundheit des Landes ..., um Stellungnahme gebeten. Herr ... hat mir inzwischen geantwortet. Aufgrund der umfassenden und ausführlichen Darstellung des Sachverhaltes habe ich keine Veranlassung anzunehmen, dass Ihrem Anliegen nicht eingehend nachgegangen wurde. Als Behindertenbeauftragter der Bundesregierung sehe ich keine weitere Möglichkeit, Ihnen bei der Verfolgung Ihres Anliegens behilflich zu sein. Dies dürfte auch für andere Mitglieder der Bundesregierung oder des Deutschen Bundestages gelten.*

Ein Professor für Politikwissenschaften: *Leider besitze ich zu Ihrer Thematik keine Sachkompetenz, sodass ich Ihnen keinen kundigen Rat geben kann. Ich empfehle Ihnen, sich an den Ombudsmann des Landes ... zu wenden.*

Ein Professor für Rechtswissenschaft: *Ihr Bemühen um die fachgerechte Betreuung dieser Patientengruppe ist sehr anerkennenswert ... Gleichwohl bitte ich um Ihr Verständnis, dass ich in dieser Angelegenheit nichts für Sie veranlassen kann ...*

Ein Professor für Psychiatrie und Rechtsmedizin: Keine Antwort

Eine Menschenrechtsorganisation: *Einer unserer Grundsätze ist allerdings, dass wir nicht im eigenen Land arbeiten dürfen ...*

19

Aus dem Bundeskanzleramt: *Ihr Einsatz für Menschen, die nicht in der Lage sind, ihre Interessen selbst zu vertreten, ist bemerkenswert und verdient Anerkennung. ... Die Bundesregierung unterstützt das Ziel der Psychiatrie-Reform, von einer verwahrenden Psychiatrie mit oft lebenslanger Hospitalisierung zu einer therapeutisch und rehabilitativ ausgerichteten Versorgung im Lebensumfeld zu gelangen. ... Ich muss an dieser Stelle darauf hinweisen, dass die Bundesregierung aus verfassungsrechtlichen Gründen keine Zuständigkeit für ein „Psychiatrie-Gesetz" hat und keine Zuständigkeit dafür, auf eine flächendeckende und einheitlich gute Versorgung hinzuwirken. ...*

Die Bundesregierung teilt die Philosophie der Psychiatrie-Reform, dass psychisch kranke und behinderte Menschen dasselbe Recht wie somatisch Kranke auf größtmögliche Selbstbestimmung, auf ein privates Leben möglichst außerhalb von institutionalisierten Einrichtungen, auf eine Teilnahme am sozialen Leben in ihrem Lebensumfeld haben, und glaubt, dieses Recht sei mit dem Aufbau der gemeindenahen Psychiatrie gewährleistet. Damit geht auch der Ärztliche Direktor der Landesnervenklinik konform. In einer Informationsschrift über seine Klinik schreibt er: *Die Versorgung psychisch Kranker und hier vor allem der chronisch Kranken war und ist ein Prüfstein, an dem sich die Humanität und Kultur einer Gesellschaft messen muss. Dies galt in der Vergangenheit und gilt auch heute noch.* Die Vergangenheit ruft er nochmals in Erinnerung: „*Reichsleiter Buhler* (Anm.: Bouhler) *und Dr. med. Brandt sind unter Verantwortung beauftragt, die Befugnisse namentlich zu bestimmender Ärzte so zu erweitern, dass nach menschlichem Ermessen Unheilbarkranken bei kritischster Beurteilung ihres Krankheitszustandes der Gnadentod* gewährt werden kann. – Gezeichnet Adolf Hitler." Es begann die sogenannte T4-Aktion, an deren Ende ca. 70.000 chronisch psychisch Kranke in zentralen Tötungsanstalten ermordet worden waren. Man kann es sich nicht vorstellen, aber Patienten, die wir heute ins Betreute Wohnen in der Stadt entlassen, wurden zu einem hohen Anteil vor etwa 50 Jahren als lebensunwertes Leben umgebracht. Etwa die gleiche Anzahl lebt heute noch in den Langzeitbereichen der Großkliniken.

In der Zukunft soll ein … unseren Plänen entsprechendes Ganzes … für die Versorgung psychisch Kranker entstehen. In der Klinik hat er eine innere Sektorisierung vorgenommen. Dies bedeutet, dass es für Patienten aus den verschiedenen Landkreisen des Einzugsgebietes jeweils verschiedene Stationen in der Akutabteilung gibt. Leiter der Akutabteilung ist er selbst, die Stationen sind geschlossene Stationen. Seit der Psychiatrie-Enquete im Jahr 1975 ist klar, dass psychiatrische Großkliniken aufgelöst und gemeindepsychiatrische Einrichtungen aufgebaut werden. Dies nennt der Ärztliche Direktor äußere Sektorisierung. Die innere Sektorisierung soll nun die äußere Sektorisierung inhaltlich vorbereiten. Es sollen in den Landkreisen des Einzugsbereiches Tageskliniken, Tagesstätten, Heime und betreute Wohngruppen in Trägerschaft der Klinik entstehen, ebenso Dependancen an Allgemein-Krankenhäusern.

Inzwischen gibt es nicht nur eine Reihe dieser gemeindepsychiatrischen Einrichtungen in Trägerschaft der Landesnervenklinik, es gibt auch PIA, die psychiatrische Institutsambulanz. Dies bedeutet, dass ein Arzt der Klinik Patienten nach ihrer Entlassung zu Hause aufsucht, um ihnen eine Depot-Spritze zur Behandlung ihrer psychischen Erkrankung zu verabreichen. So können Patienten in der Landesnervenklinik behandelt werden, in einer ihrer Wohngruppen oder einem ihrer Heime wohnen, tagsüber eine ihrer Tagesstätten oder Tageskliniken besuchen und ärztlich auch zu Hause durch die Klinik selbst versorgt werden.

In einer gemeindepsychiatrischen Einrichtung, einem Betreuten Wohnen für psychisch Kranke, hat auch Carmen M. gelebt, ein ganzes Jahr lang. Der Bericht ihrer ehemaligen Betreuerin über diese Zeit: *Die Wohnsituation im Betreuten Wohnen gestaltete sich äußerst problematisch. Der erste Mitbewohner, Herr R., steckte nachts die Jacke von Frau M. in Brand, stand nachts mit dem Messer vor ihr und wollte sich umbringen und geriet in einen Bekanntenkreis, der sowohl ihn als auch Frau M. bedrohte. Es musste die Polizei geholt werden und das Betreute Wohnen Zivildienstleistende zur Bewachung der Wohnung abstellen. Herr R. war ebenfalls Patient der LNK gewesen. Er wurde in eine zweite Wohngruppe verlegt, später sah ich ihn in einer dritten und in tagesklinischer Behandlung. Dann zog eine Frau ein, die seit 17 Jahren in psychiatrischer Behandlung war. Nach einer Woche stand sie nachts vor der Tür von Frau M. und hatte sich den Hals aufgeschnitten. Frau M. rief den Notdienst und leitete lebensrettende Maßnahmen ein. Die Frau hatte sich geradezu verstümmelt. Frau M. fand auf einer Fensterbank Fleischstücke, die sie sich aus dem Hals herausgeschnitten hatte. Der nächste Bewohner, Herr E., von dem mir ebenfalls bekannt ist, dass er Patient der LNK war, machte aus seinem Zimmer einen Altar. Er stieß Befreiungsschreie aus, brachte Sexualpartner beiderlei Geschlechts mit, vergaß die Haustür oder das Fenster zu schließen und machte die Nacht zum Tag. Herr E. war im Betreuten Wohnen nicht mehr tragbar und wurde in eine selbstständige Wohnung entlassen. Die Entlassung in eine selbstständige Wohnung wird in der Statistik des Betreuten Wohnens als Erfolg verbucht. Monate darauf sah ich ihn wieder, in einem Stadtpark als Obdachlosen. Als eine junge Frau einzog, die seit 13 Jahren an Madenwürmern erkrankt war, weil sie mit ihren Fäkalien spielte, war Frau M. wegen ihrer Essstörung ernsthaft gefährdet. Sie ekelte sich, vor allem in der Küche, und suchte sich innerhalb eines Monats eine eigene Wohnung. Sie wohnt lieber alleine als mit anderen Menschen unter solchen Bedingungen.*

Die Gleichstellung von körperlich Kranken und seelisch Kranken will die Psychiatriereform. Das Bundeskanzleramt begrüßt den *Strukturwandel der psychiatrischen Versorgung*, der in der Zwischenzeit aufgrund der Psychiatriereform stattgefunden habe. Schöne Worte, aber in Bezug auf den geschilderten Sachverhalt eine absurde Argumentation. Soll die falsche Diagnostik einer psychiatrischen Großklinik dadurch richtig werden, dass sie fortan in gemeindenahen Dependancen erfolgt?

20

Die Reaktion der Medien, der sogenannten „dritten Macht im Staat". Die Antwort der Landesrundfunkanstalt ist bereits bekannt. Eva Schwenk und Christian Röhrig schreiben verschiedene Redaktionen an. Sie wollen durch die Herstellung einer Öffentlichkeit erreichen, dass die psychiatrische Praxis der Landesnervenklinik untersucht wird, so heißt es in ihren Anschreiben. Die Ergebnisse einer Untersuchung würden die Notwendigkeit der Einführung einer wissenschaftlichen Kontrolle in diesem Bereich untermauern, und es würde die Unzulänglichkeit der bisherigen Gesetzgebung aufgezeigt, die für psychiatrische Patienten keinen wirksamen Rechtsschutz gewährleistet. Hier einige Antworten von Redaktionen, die nicht recherchiert, sondern anhand der Unterlagen entschieden haben. Einige betrachten den Sachverhalt als eine persönliche Angelegenheit der beiden Psychologen:

... Ich hoffe, dass Sie mit Ihrem Anliegen möglichst schnell und erfolgreich vorankommen. Ansonsten würde ich mich bei Ihnen melden, sobald ich Zeit für ein derartig umfangreiches Projekt habe. Die Redakteurin meldet sich jedoch nicht mehr.

...leider übersteigt der von Ihnen geschilderte Fall und das umfangreiche Material meine zeitlichen Ressourcen. Ich kann mich deshalb leider nicht darum kümmern. Ich bitte um Ihr Verständnis und gebe das Material anbei zurück.

... Da wir nur alle drei Wochen die Möglichkeit haben, aktuellen politischen Themen in vier oder fünf Beiträgen nachzugehen, sind wir leider gezwungen, eine Auswahl zu treffen, und haben uns dazu entschlossen, das von Ihnen vorgeschlagene Thema nicht zu realisieren.

... herzlichen Dank für die Unterlagen, die Sie uns zugesandt

haben. Leider müssen wir Ihnen mitteilen, dass nach intensiver redaktioneller Diskussion klar wurde, dass die spezielle Rechts-problematik, die in Ihrem Fall zum Tragen kommt, für unser politisches Magazin nicht geeignet ist. Die von Ihnen beigefügten Unterlagen senden wir zurück.

... vielen Dank für die Übersendung der umfangreichen Unter-lagen. Im Rahmen unserer Veröffentlichungen besteht jedoch für uns nicht die Möglichkeit, Ihren Fall in der Öffentlichkeit vorzustellen.

... leider müssen wir angesichts des knappen Platzes ... und der vielen Angebote auswählen. Auch wenn Ihr Fall keineswegs ein Einzelfall ist, müssen wir doch immer wieder neu abwägen ... Hof-fentlich haben Sie für die, von Herausgeberbeirat und Redaktion gemeinsam getroffene Entscheidung Verständnis.

... Sie können sich sicher vorstellen, dass uns viele solcher Briefe erreichen. ... Einige Zuschauerprobleme werden dann – wie Sie es aus dem ... Programm kennen – auch als Beitrag gesendet. Unsere Sendezeit ist allerdings zu knapp, um jedem einzelnen Zuschauerhinweis nachgehen zu können. ... Wir bitten um Ihr Verständnis und senden Ihnen Ihre Unterlagen zu unserer Ent-lastung zurück.

Insgesamt sieben Redaktionen melden sich nicht, schicken auf Nachfrage auch die Unterlagen nicht zurück, und nur zwei Journalisten recherchieren:

...Ich habe nach Abschluss der Recherche das Thema in der Re-daktionskonferenz vorgeschlagen. ... Die Kollegen waren überein-stimmend der Meinung, dass die Fälle der Betroffenen für die Darstellung in einem Magazinbeitrag nicht geeignet sind. Dabei ging es nicht um die Frage, ob den Betroffenen nicht Unrecht geschehen ist ..., dass ... das Thema besser für einen Zeitungs-artikel geeignet wäre, weil dadurch viele Probleme gar nicht erst

auftauchen: die Betroffenen müssen z.B. nicht fürchten, öffentlich bekannt und damit angreifbar zu werden. Einige Betroffene wollten nur anonymisiert ins Fernsehen.

Dem zweiten Journalisten schreibt Eva Schwenk einen Brief, auf den sie keine Antwort erhält: *Sie haben mit Betroffenen gesprochen, sich in die Akten eingelesen, einen Fotografen vorbeigeschickt, mit der Rechtsanwältin gesprochen ... Über eine ganze Seite wollten Sie berichten, den fast fertigen Artikel gaben Sie mir im Sommer letzten Jahres zum Durchlesen. Seither haben Sie telefonisch eine Veröffentlichung immer wieder fest zugesagt. Herr H., was sind die Gründe dafür, dass dieser Artikel nicht erscheint? Ich bitte Sie um eine Antwort ...*

Die Meinung des Ärztlichen Direktors der Landesnervenklinik zur Arbeit der Medien im psychiatrischen Bereich ist in seinem bereits genannten Leserbrief zu einer Fernsehsendung nachzulesen: *Zwei Journalisten, gesunde Mitbürger, schleichen sich in psychiatrische Kliniken ein. Es ist mir völlig unklar, warum man sich einschleichen muss. Setzt das nicht schon im Denken der Medien voraus, dass in den Kliniken etwas Unmenschliches, Entwürdigendes, Verbrecherisches passiert? Warum nimmt man nicht den normalen Tagesablauf einer psychiatrischen Klinik regulär auf in einen Bericht, der sicherlich zu diskutieren wäre? Warum muss man sich einschleichen?* Nehmen denn die Journalisten, wenn sie sich einschleichen, keinen normalen Tagesablauf auf?

Die Redakteurin der Radiosendung „Durchgeknallt": *Würden therapeutische Maßnahmen in der Psychiatrie tatsächlich unter den Blickwinkel von Menschenrechten gestellt, hinterfragt, und wäre es nicht nur der Psychiatrie als Richterschaft in Weiß überlassen, über krank und gesund, über Recht und Unrecht in ihren Kliniken zu urteilen, säßen da nicht nur Ärztinnen und Ärzte* der Landesnervenklinik auf der Anklagebank. Eine Berichterstattung müsste die nächste jagen, die umso skandalöser ausfiele, je diffiziler die Missstände in den Psychiatrien wahrgenommen würden.

„Das Unrecht schreit zum Himmel. Doch niemand will es wissen."

21

Uwe H. ist Einzelkind. Bei seiner Großmutter wächst er auf, weil beide Elternteile arbeiten. Als er 15 Jahre alt ist, stirbt die Großmutter. Sie vererbt ihm das Haus, in dem sie bisher alle unter einem Dach gelebt haben. Uwe H. trauert. Über viele Wochen weint er. Er kann das aufkommende Weinen nicht kontrollieren und vielleicht ist das der Grund, warum er die Schule schwänzt. Seinen Eltern sagt er davon nichts. Er geht morgens aus dem Haus und kommt nach Schulschluss zurück. Briefe der Schulleitung fängt er ab, bis diese einen Einschreibebrief schickt. Seine Schulnoten sind inzwischen im Keller, fünf Mal steht die Note „mangelhaft" im Zeugnis.

Dieses Verhalten, so werden Psychiater später sagen, sei der Beginn einer schizophrenen Erkrankung gewesen, gekennzeichnet durch einen Leistungsknick in allen Lebensbereichen, nach dem das ursprüngliche Leistungsniveau nicht mehr erreicht werden kann. Die Noten im Abschlusszeugnis, mit denen Uwe H. sein ursprüngliches Leistungsniveau wieder erreicht, lassen sie dabei unter den Tisch fallen.

Kurz nach dem Tod der Großmutter wird Uwe H. straffällig. Wegen Diebstahls wird er zu einer Woche Jugendarrest verurteilt. Ein Jahr darauf wird er wegen gemeinschaftlichen Betruges zu einer Jugendstrafe von sieben Monaten verurteilt, die zur Bewährung ausgesetzt wird, und wieder ein Jahr darauf begeht er Scheckbetrügereien. Die Psychiater sagen später, das delinquente Verhalten komme häufig in der Prodromalphase einer Schizophrenie vor. Das ist die Krankheitsphase, die dem voll ausgebildeten Krankheitsbild vorausgeht. Aber Uwe H. ist nicht nur in einer angeblichen

Prodromalphase delinquent, sondern in bestimmten Phasen immer wieder.

Im Alter von 20 Jahren begeht Uwe H., im März und April des Jahres 19..., an elf Tagen zehn Diebstahlsdelikte. Er stiehlt Lebensmittel im Wert von umgerechnet 30 EUR und Elektrogeräte im Wert von 300 EUR. Obwohl Uwe H. gleich im April wegen dieser Diebstähle angezeigt wird, begeht er im Mai und Juni des Jahres Scheckbetrügereien. Auf ungedeckte Schecks besorgt er sich Elektrogeräte. Im Juli hilft er einige Tage bei Schaustellern aus, letztlich fährt er nur noch selbst „Berg- und Talbahn". Er fährt Auto ohne Besitz einer Fahrerlaubnis und verursacht zu Hause einen Kaminbrand, indem er in Übermenge Holz auflegt.

Die Gerichtsverhandlung findet im Oktober statt. Im Urteil heißt es: *Die Gegenstände hatte der Angeklagte in sein Hemd gesteckt. Die Gegenstände waren rundum in seinem Hemd verteilt und schauten sogar am Hals aus dem Hemd heraus. ... Zu Lasten des Angeklagten zählt auch, dass er im Übermaße gestohlen hat und die Taten in unmittelbarer Zeitfolge begangen hat. ... Der Angeklagte hat einen enormen Mitteilungsdrang auch noch in der Hauptverhandlung, obwohl er bereits im Verlaufe des Ermittlungsverfahrens ein umfassendes Geständnis abgelegt hat.* Uwe H. wird zu einer Einheitsjugendstrafe von einem Jahr und sechs Monaten verurteilt, die er noch im Oktober antritt.

In der Justizvollzugsanstalt ist er psychisch auffällig. Es erfolgt eine psychiatrische Begutachtung durch die Uniklinik M., in der festgehalten ist: *Obwohl Herr H. sehr bereitwillig an der Untersuchung teilnahm, sich auch bemühte, alle Fragen ausführlich zu beantworten, war die Exploration* (Untersuchung) *sehr mühsam und schwierig ... Herr H. redete sehr viel, teilweise gelang es kaum, seinen Redeschwall zu stoppen, er berichtete völlig sprunghaft, teilweise zusammenhanglos, manchmal unverständlich von seinen verschiedenen Straftaten, die er aber nicht als Straftaten bezeichnete, sondern als Fehler oder Missverständnisse oder einfach „Mist". Auch auf gezielte Fragen, mit denen versucht wurde, die Exploration zu strukturieren, zu straffen, konnte oder wollte er nicht kurz oder knapp antworten, er redete sehr viel, sehr weitschweifig. ... Er schildert sich einerseits als einen einfachen Menschen, der gut mit Fremden umgehen könne, der sehr kontaktfreudig sei, gut auf andere zugehen könne, in anderem Zusammenhang schildert er sich jedoch als jemand, der schon immer gehemmt gewesen sei, der schwer mit sich selbst fertig werde.* Die Psychiaterin der Uniklinik diagnostiziert eine *durch Entwicklungsrückstände geprägte Persönlichkeitsstörung.*

Einen Monat später begeht Uwe H. in der Justizvollzugsanstalt einen Selbstmordversuch und muss stationär in einem Krankenhaus in T. behandelt werden. Ein Psychiater wird hinzugezogen, der schreibt: *Er gibt an, dass er Einzelkind sei, zur Volksschule gegangen sei, die neunte Klasse absolviert habe und später eine Lehre begonnen habe. ... Er schildert dies sehr blockiert, wirkt ratlos, findet auf einfache Fragen keine Antwort. ...Er hat sich schon einmal umbringen wollen, will das nicht mehr tun, weil das Leben viel zu viel wert ist.* Diagnostisch legt sich der Facharzt nicht fest. Die Rechtsanwältin des Uwe H. teilt dem Gericht mit: *..., dass der Angeklagte am ... einen Selbstmordversuch unternommen hat. Nachdem er in die JVA ... zurückverlegt wurde, ist er zunehmend labil geworden, er ist abgemagert und isst nichts.* In einer erneuten Verhandlung beschließt das Gericht die Unterbringung des Uwe H. in einem psychiatrischen Krankenhaus. In dieser Verhandlung sieht ihn die Mutter und glaubt, ihr Sohn habe Drogen bekommen. Er sei wie versteinert gewesen.

Ab jetzt werden maßgeblich die Ärzte darüber entscheiden, wann Uwe H. wieder frei leben darf. Er wird in die Landesnervenklinik verlegt, wo man eine Schizophrenie diagnostiziert und ihm neuroleptische Medikamente verabreicht. Sein Körpergewicht nimmt von 66 kg auf 143 kg zu. Die Gewichtszunahme belastet ihn sehr. Er lehnt seinen Körper ab, beschreibt in einem Tagebuch seine Angst, in jungen Jahren an *Herzverfettung* zu sterben. Die Gewichtszunahme führt er auf die neuroleptischen Medikamente zurück. Meist jährlich erfolgt eine richterliche Anhörung, in der über die Fortsetzung der Unterbringung entschieden wird. Am Ende werden es fünf Jahre. In einem solchen Anhörungsprotokoll heißt es: *Er ist stolz darauf, dass er einige Kilo abgenommen habe. Jetzt sei er auf 133 Kilo. Er führe täglich Tagebuch darüber, was er esse. ... Er würde sich körperlich sauber halten. Er bade täglich. ... In der Gärtnerei habe ihm die Arbeit keinen Spaß gemacht; er habe monatelang Erde sieben müssen. Er arbeite jetzt in der Holztherapie.* Die Aussage der Ärztin lautet: *Die tägliche Hygiene mache immer noch Probleme. Uwe H. muss aufgefordert werden, sich zu waschen und nicht nur nass zu machen. Wenn ein Patient es wünsche, könne er täglich baden; dies sei aber nicht die Regel und bei Uwe H. würde dies nicht zutreffen. Zum Gewicht verliest Frau Dr. ... die Gewichtskurve seit Januar. Sie lautet 129 Kilo für Januar, 135 für Februar, 139 für März, 142 für April, 140 für Mai, 143 für Juni, 140 für Juli und 137 für den Monat August. Die Körperfülle käme in keinem Fall von der verabreichten Medizin. ... Die Arbeit von Uwe H. verlaufe nicht systematisch. So sei er zum Beispiel nicht in der Lage, eine Latte mit einem Fuchsschwanz durchzusägen, so wie man es ihm sagt, sondern er trennt die Latte dadurch, dass er Löcher in die Latte bohrt, sie bricht und anschließend abhobelt.* Uwe H. sagt, dass er diese Technik angewandt habe, nachdem ihm das ständige Durchsägen von Brettern zu langweilig geworden sei, und die Pflegekräfte sagen: *..., dass Uwe H. doch in der Tat täglich sich badet.*

Es ergeht der folgende richterliche Beschluss, in welchem die weitere Vollstreckung der Unterbringung angeordnet wird: *Eine sichtbare Besserung ist bisher nicht eingetreten. ... Er muss zu allen Verrichtungen des täglichen Lebens beginnend beim Aufstehen und Waschen, sodann beim Essen und Arbeiten deutlich angehalten werden. ... Es gelingt ihm nicht, ein einfaches Werkstück logisch zu bearbeiten und herzustellen. ... Uwe H. frisst. Er schiebt seine Fresssucht auf die verabreichte Medikation. Dies ist eine Notlüge und ein Selbstbetrug.* Aber in jedem psychiatrischen Lehrbuch und auf jedem Beipackzettel neuroleptischer Medikamente ist die Gewichtszunahme durch Appetitsteigerung als eine der häufigsten Nebenwirkungen benannt. Mit solchen Begründungen legalisiert die Justiz die Freiheitsentziehung des Uwe H. für fünf Jahre seines Lebens und seine Zwangsmedikamentierung. Die verantwortliche Richterin interessiert sich für Ess- und Waschgewohnheiten des Uwe H., und selbst die hierzu gemachten falschen Angaben der Ärztin nimmt sie in ihre Beschlüsse auf. Für den Grund seiner Unterbringung, seine psychische Erkrankung, interessiert sie sich nicht. So scheint sie davon auszugehen, dass *Entwicklungsrückstände* mittels neuroleptischer Medikamente aufgeholt werden könnten, denn in ihren Beschlüssen bezieht sie sich auf die Diagnose der Uniklinik M., mit der Uwe H. in die Landesnervenklinik eingewiesen worden war, eine *durch Entwicklungsrückstände geprägte Persönlichkeitsstörung.*

In der Klinik verfasst Uwe H. eine Art Lebenslauf, in dem er auch seine Interessen und Wünsche beschreibt: Er mag Musik von Hardrock bis Mozart, ausgefallene Kleidung, liest gern Comics und lustige Taschenbücher, spielt gern Minigolf oder Poolbillard, beschäftigt sich gern mit seiner Modelleisenbahn, mag dufte Mädels, gutes Essen, Ausflüge. Er will seine Schulden zurückzahlen, nach seiner Entlassung eine Lehre machen, nicht mehr schwarz Autofahren, besser auf seinen Körper aufpassen, keine Scheiße mehr bauen, eine Freundin finden, Geld sparen, nicht aufgeben, frei sein, nicht mehr an das Sterben denken. – Armer Uwe H., keiner seiner Wünsche wird in Erfüllung gehen. Schwerstes psychisches Leid wird er aushalten müssen, noch zwei Mal wird er vom Tod bedroht sein, weil die Ärzte seine wirkliche Erkrankung unbehandelt lassen. Uwe H. leidet an einer affektiven Störung, einer manisch-depressiven Psychose.

Die Landesnervenklinik entlässt Uwe H. nach fünf Jahren mit der Auflage, eine Werkstatt für Behinderte zu besuchen und alle zwei Wochen in der Klinik vorzusprechen. Nach zwei Jahren wird er psychisch wieder auffällig. In der Werkstatt verursacht er einen Brand in seinem Kleiderspind, dann geht er nicht mehr hin. Die Mutter beschreibt sein Verhalten: Er redet wie ein Maschinengewehr, man kann ihm nicht mehr folgen, er springt von einem Thema aufs nächste. Er ist reiselustig, wenn man ihn Brötchen holen schickt, fährt er mit dem Zug in irgendeine Stadt; er ist wie ein streunender Hund, sagt nicht, wenn er weggeht, schließt die Tür nicht hinter sich ab. Er fängt mit jedem Streit an und kleidet sich so auffällig, dass sie sich manchmal mit ihm schämt. Er schläft so gut wie nicht, mischt sich in alles ein, kann nicht zuhören, keine Kritik vertragen. Er fängt die verschiedensten Arbeiten an, aber macht sie nicht zu Ende und vieles geht kaputt. Sie kann im Haushalt nichts mehr finden, er verräumt alles, bringt alles durcheinander, ist ununterbrochen mit etwas beschäftigt.

Die Eltern bringen ihren Sohn in die Landesnervenklinik, weil sie sich nicht mehr anders zu helfen wissen. Uwe H. hat auch wieder gestohlen, Cowboy-Stiefel in einem Einkaufsmarkt, und per Katalog Waren bestellt, die er nicht bezahlen kann. Wegen des Diebstahles wird er zu einer Bewährungsstrafe verurteilt. Davon erfährt die Landesnervenklinik durch den Bewährungshelfer. Bei Gericht beantragt die Klinik daraufhin eine Umwandlung der Bewährungsstrafe in eine Behandlungsauflage. Weil er auch in der Klinik stiehlt, er *entwendete Arbeitskleidung, eine Jacke und eine Musikkassette eines Mitpatienten*, wird die Behandlungsauflage verlängert. Uwe H. wird für weitere zwei Jahre die Freiheit entzogen. Für weitere zwei Jahre wird er neuroleptisch zwangsmedikamentiert. Unter der starken Medikation wird ein Intelligenztest durchgeführt, der ihm eine stark unterdurchschnittliche Intelligenz bescheinigt und ein extrem langsames Arbeitstempo. In einem später durchgeführten Intelligenztest ohne Einwirkung von Psychopharmaka hat er ein durchschnittliches Ergebnis. Kurz vor seiner Entlassung beantragt die Klinik die Bestellung eines Betreuers. Wegen *der schizophrenen Psychose bei intellektueller Grenzbegabung* soll er in *ein Dauerwohnheim mit Einbindung in eine Werkstatt für Behinderte vermittelt* werden, das *so weit weg vom Elternhaus liegt, dass allenfalls einmal im Monat ein Besuch der Eltern oder umgekehrt ein Besuch des Patienten zu Hause möglich wird.* Die Eltern hätten einen *ungünstigen Einfluss* auf ihn, sagt die Klinik, und Uwe H. befände sich bereits im *Residualzustand seiner schizophrenen Erkrankung*, dem Endzustand.

Die Symptome eines schizophrenen Residuums sind: *Psycho-motorische Verlangsamung oder verminderte Aktivität; deutliche Affektverflachung; Passivität und Initiativemangel; Verarmung hinsichtlich Menge oder Inhalt des Gesprochenen; geringe nonverbale Kommunikation, deutlich an Mimik, Blickkontakt, an Stimmmodulation und Körperhaltung; verminderte soziale Leistungsfähigkeit und Vernachlässigung der Körperpflege.* Diese Symptome müssen mindestens ein ganzes Jahr bestanden haben und werden in der Zukunft fortbestehen. Selbst ein Laie kann die Falschheit der Diagnose eines schizophrenen Residuums erkennen, sofern er die Symptome kennt. Das Gericht bestellt eine Rechtsanwältin zur Betreuerin. Uwe H. und seine Eltern wehren sich gegen seine Verbringung in ein Dauerwohnheim und die Anwältin gibt auf.

Ein Jahr darauf ist Uwe H. erneut in einer Krankheitsphase. Er beschreibt seinen Zustand als *hochtourig, extrem, schneller in Handlungen und Taten als die Katze* (er hat zwei Hauskatzen), alles gehe bei ihm *auf ex* und *nonstop, sein Wissen sei schneller als er sprechen könne.* Einige Monate später ist er wie versteinert, kann kaum reden, scheint völlig unbeteiligt. Die Eltern sagen, er sei jetzt schon zu ruhig, das sei auch nicht normal. Er selbst beschreibt sich als *zurückgeschraubt,* doch hochtourig zu sein belaste ihn mehr.

In die nächste Krankheitsphase gerät Uwe H. zwei Jahre später. Inzwischen ist die Rechtsanwältin aus der Betreuung entlassen und stattdessen seine Mutter zur Betreuerin bestellt. Die Mutter wendet sich an Eva Schwenk um Rat. Die Eltern sind verzweifelt und wissen ihrem Sohn und sich nicht mehr zu helfen. Gegenüber dem Haus liegt der Friedhof, und manchmal wünschen sie ... In der letzten Zeit hat er kaum noch geschlafen, ist Tag und Nacht im Haus beschäftigt oder unterwegs. Sie erhalten einen Anruf der Bundeswehr aus S., einen Anruf der Bundesbahn aus K., müssen Hunderte von Kilometern fahren, um ihn irgendwo abzuholen. Er hat Kontakt zu Leuten, die sie ablehnen, er redet ununterbrochen ... Auf Bestellzetteln verschiedener Zeitschriften hat er die Unterschriften von Nachbarn und Bekannten gefälscht, die ihn wegen der unerwünschten Zusendung anzeigen.

Eva Schwenk besucht Uwe H. mehrmals und wendet sich dann an den Chefarzt der psychiatrischen Abteilung eines städtischen Krankenhauses. Schriftlich begründet sie ihm ihre Diagnose einer affektiven Störung als einer manisch-depressiven Psychose und bittet, Uwe H. dort vorstellen zu dürfen. Die Symptome während einer manischen Phase dieser Erkrankung sind: *Übersteigertes Selbstwertgefühl oder Größenideen; vermindertes Schlafbedürfnis; vermehrte Gesprächigkeit oder Rededrang; Ideenflucht oder subjektives Gefühl des Gedankenrasens; erhöhte Ablenkbarkeit, Aufmerksamkeit wird zu leicht auf irrelevante äußere Reize gelenkt; gesteigerte Betriebsamkeit oder psychomotorische Unruhe; übermäßige Beschäftigung mit angenehmen Aktivitäten, die mit hoher Wahrscheinlichkeit unangenehme Konsequenzen nach sich ziehen (z.B. ungezügeltes Einkaufen, törichte geschäftliche Investitionen, Bestellungen aufgeben, Schulden machen, Eigentumsdelikte). ... Der Manische hat ein Zuviel an Gefühl, Antrieb und Impuls. ... Die Antriebssteigerung äußert sich in erhöhter Aktivität, starkem Bewegungsdrang und unermüdlicher Betriebsamkeit. Hierdurch wird der Manische für seine Umgebung schwer erträglich. ... Nach Abklingen der Phase ... wird der manische Zustand oft als beschämend empfunden, insbesondere, wenn es zu zwischenmenschlichen Zerwürfnissen, finanziellen Verlusten oder anderen Folgen des manischen Verhaltens kam. So kann der Betroffene nach der*

Manie vor einem Scherbenhaufen stehen und suizidal werden.
Der Chefarzt behandelt Uwe H. ambulant und beginnt mit einer phasenprophylaktischen Behandlung, wie es bei einer affektiven Störung angezeigt ist. Doch diese Medikamente brauchen mehrere Monate, bis sie wirken, und Uwe H. ist mittendrin in einer Krankheitsphase.

Er ist auf Flohmärkten unterwegs, wo er zufällig eine ehemalige Mitpatientin aus der Landesnervenklinik trifft. Nun möchte er weitere Mitpatienten besuchen, im Grunde kennt er kaum andere Menschen, und fährt in die Klinik. Dort fällt er auf und wird als ehemaliger Patient erkannt. Pfleger verschließen den Haupteingang des Gebäudes. Uwe H. verlangt nach der Polizei, die auch kommt, ihn aber in die geschlossene Abteilung befördert. Er hat einen Bundesbahnsack dabei, worin sich abgeschraubte Seifenspender der Bundesbahn und der Klinik, zwei Steigen Tomaten, die er unter den Patienten verschenken wollte, und ein Messer befinden, sein Frühstücksmesser. Ein Unterbringungsbeschluss wird beantragt, mit der Begründung, Uwe H. *gefährde erhebliche Rechtsgüter* und sei *fremdgefährdend*. Die Mutter legt als Betreuerin sofortige Beschwerde gegen den Unterbringungsbeschluss ein und besteht auf einer Fortsetzung der phasenprophylaktischen Medikation auch in der Klinik. Bis das Landgericht die Rechtmäßigkeit der Unterbringung überprüfen will, vergehen vier Wochen, in denen die phasenprophylaktische Behandlung abgesetzt und Uwe H. wieder neuroleptisch medikamentiert wird. Mit der Nennung eines Anhörungstermins durch das Landgericht gehen die Ärzte der Landesnervenklinik auf ihren Patienten zu und versprechen ihm seine Entlassung in der nächsten Woche, wenn er erkläre, solange freiwillig zu bleiben. Aus Angst vor der richterlichen Anhörung und aufgrund seiner Erfahrungen mit richterlichen Beschlüssen gibt Uwe H. mündlich diese Freiwilligkeitserklärung ab. Daraufhin wird der Unterbringungsbeschluss aufgehoben, wodurch eine Überprüfung durch das Landgericht entfällt. Mit der Aufhebung der Unterbringung sei die *Beschwerde ... zu verwerfen*, so heißt es im Beschluss des Landgerichtes, weil der Grund für die Beschwerde – die Unterbringung – weggefallen sei.

Die Ärzte verabreichen Uwe H. noch eine neuroleptische Depotspritze und beantragen beim Vormundschaftsgericht die Entlassung seiner Mutter als Betreuerin. Die Begründung lautet: *Wir beantragen daher, bei der fehlenden Einsichtsfähigkeit in die seelische Erkrankung ihres Sohnes und der damit verbundenen notwendigen und richtigen Medikation von Frau H., einen Wechsel der Betreuung.* Uwe H. kommt in einem schlimmen Zustand nach Hause. Sein Blick ist starr und unbeweglich, Bewegungen führt er wie in Zeitlupe aus bei gleichzeitigem starkem Zittern der Hände, die ihn an der Verrichtung alltäglicher Dinge hindern. Er kann kaum essen und sich selbst anziehen. Als der Fernseher kaputt geht und er nachschauen will, erhält er einen Stromschlag. Er verliert das Bewusstsein, Urin geht ab, er bekommt Schaum vor den Mund, die Haut wird schleimig, der Notarzt muss gerufen werden.

Zur Entscheidung über den Antrag der Landesnervenklinik, die Mutter als Betreuerin zu entlassen, holt das Vormundschaftsgericht ein fachärztliches Gutachten ein. Beauftragt wird der Chefarzt der psychiatrischen Abteilung, der Uwe H. ambulant behandelt. Uwe H. hat Angst, dass das Gericht seine Mutter als Betreuerin entlässt und jemanden bestellt, der das tut, was die Landesnervenklinik noch immer will, seine *sozialpsychiatrische Weiterbetreuung* in einem Heim. Der Chefarzt schickt ein Gutachten, in dem er zwar die phasenprophylaktische Behandlung befürwortet, aber keine Diagnose benennt. Hierum vom Gericht gebeten, schreibt er: *Die bisher beschriebenen psychischen Zustandbilder weisen auf eine sogenannte schizoaffektive Psychose hin, d.h., die Erkrankung von Herrn H. zeigt Elemente aus beiden Formenkreisen, sowohl der Schizophrenie als auch der reinen Gemütskrankheiten.* Mit dieser Diagnose tritt er seinen Kollegen aus der Landesnervenklinik nicht allzu sehr auf die Füße und kann gleichzeitig phasenprophylaktisch behandeln. Da man aber ihm als Chefarzt nicht so leicht eine „fehlende Einsichtsfähigkeit in die Erkrankung" seines Patienten und der „damit verbundenen notwendigen und richtigen Medikation" vorwerfen kann, bleibt Frau H. die Betreuerin ihres Sohnes.

Inzwischen läuft gegen Uwe H. auch die Anklage wegen Urkundenfälschung, aufgrund seiner Zeitungsbestellungen mit gefälschten Unterschriften. Zur Feststellung der Schuldfähigkeit beauftragt die Staatsanwältin die Landesnervenklinik mit einem psychiatrischen Gutachten. Von diesem Gutachten wird es abhängen, ob er wieder und wahrscheinlich wieder für Jahre im Maßregelvollzug der Landesnervenklinik verschwindet. Uwe H. fährt mit seinem Vater zur Staatsanwältin, bittet um die Bestellung eines anderen Gutachters, doch sie lehnt ab. Eva Schwenk ruft die Staatanwältin an, verweist auf die falsche Diagnose der Klinik und hat Glück. Die Staatsanwältin vergibt den Gutachtenauftrag an einen Sachverständigen der Uniklinik M. Zwei Tage nach der Begutachtung in der Uniklinik erleidet Uwe H. einen schweren Autounfall. Zusammen mit seinem Vater repariert er ein auf einem entlegenen Grundstück abgestelltes Auto. Uwe H. will Probe fahren und fährt so schnell los, dass der Vater den Unfall nur noch beobachten kann. Losgerast sei er, in einer

Kurve habe er Gas gegeben statt zu bremsen, das Auto habe sich überschlagen. Die schwere Werkzeugkiste sei direkt an seinem Kopf vorbeigeflogen und habe ihm den Oberarm zertrümmert. Im Krankenhaus sagt Uwe H., dass ihn die vielen Begutachtungen ungeheuer belasten würden. Aber er müsse einen Schutzengel haben. Jetzt sei er schon zum dritten Mal mit dem Leben davongekommen.

Die Anklage wegen Urkundenfälschung wird aufgrund der in Frage stehenden Unterbringung im Maßregelvollzug nicht von einem Amtsgericht, sondern von einem Landgericht verhandelt. Im Urteil heißt es: *Namentlich die in relativ engem Zeitraum begangenen Urkundenfälschungen ... tragen, bei allem verständlichen Ärger, den die Geschädigten dadurch erlitten haben, den Charakter des Gemeinlästigen. Insgesamt erkennt die Kammer besondere Umstände, die eine Aussetzung der Vollstreckung einer Strafe auch in dieser Höhe zulassen.* Die besonderen Umstände, die die Kammer erkennt, sind: *Damit ... war die Jugend von Uwe H. zerstört. Bis 19... musste er in einer Landesnervenklinik zubringen, wo man, aus heutiger Sicht fälschlich, davon ausging, H. leide an einer ... Schizophrenie. Entsprechend diesem Krankheitsbild wurde er medikamentös behandelt. Vom langjährigen Klinikaufenthalt gezeichnet, arbeitete der Angeklagte nach seiner Entlassung zwei Jahre in einer Behindertenwerkstatt und wurde anschließend wieder für zwei Jahre in die Nervenklinik aufgenommen.* Der Sachverständige der Uniklinik M. diagnostiziert eine Persönlichkeitsstörung, aufgrund derer Uwe H. *nur eingeschränkt schuldfähig* sei, und bestätigt damit die Diagnose seiner Kollegin von vor 13 Jahren. Das Gericht folgt diesem *von profunder Sachkenntnis getragenen Gutachten.* In der Verhandlung sagt der Sachverständige, eine phasenprophylaktische Behandlung habe bei der hier vorliegenden Persönlichkeitsstörung genau den gleichen therapeutischen Nutzen wie zuvor die neuroleptische Behandlung, nämlich gar keinen. Der Richter entschuldigt sich für die vorangegangenen richterlichen Beschlüsse, die Uwe H. insgesamt sieben Jahre in der psychiatrischen Klinik festgehalten und einer falschen Behandlung ausgesetzt hatten. Uwe H. wird zu einer Bewährungsstrafe von einem Jahr und sechs Monaten verurteilt und zur Ableistung von Sozialstunden. Er muss nicht in den Maßregelvollzug.

Die ganzen Jahre hatten die Eltern versucht, ihren Sohn in Arbeit zu bringen, doch das Arbeitsamt hielt sich an die Empfehlungen der Landesnervenklinik und eröffnete Uwe H. keine andere Beschäftigungsmöglichkeit als die Arbeit in einer Werkstatt für Behinderte. Nun ermöglicht ihm der ambulant behandelnde Chefarzt eine Teilnahme an einem Reintegrationsseminar für psychisch Kranke. Uwe H. macht unter anderem ein Praktikum in einem Pferdegestüt. Vor Ausbruch seiner Erkrankung hatte er eine Lehre als Teilezurichter begonnen. Sein Lieblingsberuf ist zwar immer Lokführer gewesen, aber jetzt kann er sich auch vorstellen, als Tierpfleger zu arbeiten. Die Arbeit mit den Tieren macht ihm Spaß. Die verordneten phasenprophylaktischen Medikamente nimmt er in dieser Zeit zwar ein, aber nur sehr unregelmäßig. Mal liegt der Wert des Blutspiegels im therapeutisch unwirksamen Bereich, mal im toxischen (vergiftenden) Bereich. Doch phasenprohylaktische Medikamente entwickeln ihren therapeutischen Schutz erst, wenn sie in geregelter Dosierung über eine längere Zeit eingenommen worden sind. Doch wer will es Uwe H. verdenken, dass er in psychiatrische Fachärzte und Psychopharmaka keinerlei Vertrauen mehr hat. Plötzlich erkrankt sein Vater lebensbedrohlich. Über mehrere Monate liegt er im Sterben. Uwe H. wird alles egal. Medikamente nimmt er nicht mehr. Für einige Wochen nimmt ihn der Chefarzt stationär im Krankenhaus auf. Dann stiehlt Uwe H. elf Badehosen in einem Einkaufsmarkt und wird verurteilt. Seine Bewährungsstrafe aus den Urkundenfälschungen wird aufgehoben und er muss ins Gefängnis. Der Vater stirbt. Die Mutter kann seinen Haftantritt bis nach der Beerdigung des Vaters verschieben. Sofort danach muss er weg. Uwe H. hat keine Zeit, den Tod des Vaters zu verarbeiten, und er ist wieder in einer Krankheitsphase.

In einem solchen Zustand des gesteigerten Antriebes von Fühlen und Denken, des extrem gesteigerten Bewegungs- dranges – krank –, wird Uwe H. eingesperrt. Andere Ge- fangene lehnen ihn zum Teil ab. Um ihnen Stärke zu zeigen, hält er sich einen Tauchsieder an den Unterarm. Die Justiz- vollzugsanstalt verlegt ihn in die Landesnervenklinik. Mit der Diagnose einer Schizophrenie und der Empfehlung einer konsequenten neuroleptischen Medikation wird er in die Justizvollzugsanstalt zurückverlegt. Die dortigen Ärzte halten sich an die Empfehlung der Landesnervenklinik und verabrei- chen ihm während der gesamten verbleibenden Haftzeit von zwölf Monaten Neuroleptika. Vergeblich bittet die Mutter die behandelnden Ärzte, nach Abklingen der manischen Phase die phasenprophylaktische Therapie wieder aufzunehmen.

Nach der Haftentlassung begibt sich Uwe H. in regelmäßige ambulante fachärztliche Behandlung und nimmt mit Einver- ständnis des Arztes keinerlei Medikamente mehr ein. Der Arzt will das Krankheitsbild ohne psychopharmakologische Einwirkung beobachten. Uwe H. beantragt eine Arbeits- maßnahme und arbeitet einige Monate halbtags in einem Möbellager. Dann wird er krank. Er fühlt sich ausgepowert und empfindet gleichzeitig eine innere Unruhe, ein inneres Zittern. Er hat Angst, seine Arbeit zu verlieren, er sei zu langsam geworden, mache die Arbeit nicht mehr richtig und verstehe nicht wieso. Er isst kaum noch und glaubt, magersüchtig zu sein. Er hat Angst, körperlich erkrankt zu sein, sucht verschiedene Ärzte auf. Mal gibt er seiner Mutter, mal sich selbst die Schuld am Tod des Vaters. Der tote Vater verfolge ihn bis in den Schlaf. Er legt sich ins Bett, ohne Ruhe finden zu können, will sein Leben aufarbeiten, warum nichts aus ihm geworden sei; er will alles in Ordnung bringen. In einer extrem kalten Januarnacht geht er spazieren, bis er körperlich am Ende ist. Seine Hände sind so steif, dass er die Haustür nicht mehr öffnen kann. Uwe H. ist in einer depressiven Phase seiner Erkrankung. Er wird stationär aufgenommen und die phasenprophylaktische Behandlung wird erneut begonnen. Langsam lernt Uwe H. sein wirkliches Krankheitsbild zu verstehen und damit umzugehen. Nach zwei Jahren durchlebt er erstmals eine Krankheitsphase, ohne dass eine stationäre Aufnahme nötig wird.

Nachdem Uwe H. sich stabilisiert hat, schreibt er wegen der Gerichtskosten, die ihm aufgrund der falschen Diagnose einer Persönlichkeitsstörung entstanden sind, an die Präsidentin des Landgerichtes. Nach einigem Schriftwechsel erklärt er ihr: *Wissen Sie, es ist ungefähr so: Wenn Sie an einem Magengeschwür erkrankt sind und in eine Klinik eingewiesen werden, man dort aber fälschlich einen Magenkrebs diagnostiziert und Sie einer Chemotherapie unterzieht, dann leiden Sie nicht nur unter der Chemotherapie und der Angst vor dem Krebs, Sie leiden auch unter den Schmerzen Ihres unbehandelten Magengeschwürs. ... Sie erwähnen, dass ich mich im Jahr ... freiwillig in diese Klinik begeben habe. Wollen Sie damit ausdrücken, dass man doch nicht freiwillig in eine Klinik geht, in der man falsch behandelt wird? Sehen Sie, wie Sie bin ich Laie. Ich wusste nicht, dass die Landesnervenklinik die falsche Diagnose gestellt hatte und ich wusste nicht, was meine wirkliche Erkrankung war. Ich wusste nur, dass es mir unter den Medikamenten sehr schlecht ging und meine Krankheit sich nicht besserte. Aber wenn plötzlich ihr un-behandeltes Magengeschwür aufbricht und Sie nur in* eine *Klinik gehen können? Dann suchen Sie Hilfe in der Hoffnung, dass man Ihnen wenigstens hilft zu überleben. ... Sie betonen die Einheitlich-keit der Diagnose* (Anm.: Persönlichkeitsstörung)*, nach der die Urteile gesprochen wurden. Wollen Sie damit sagen, dass eine Sache deshalb richtig sein muss, weil zwei es behaupten? Sehen Sie, mit einer psychiatrischen Diagnose ist es wie mit der Lösung einer Mathematikaufgabe. Sie kann richtig oder falsch sein. Für ihre Richtigkeit oder Falschheit gibt es objektive wissenschaftliche Kriterien. Wenn die Mehrzahl einer Schulklasse voneinander ab-schreibt, 2x2 sei 5, dann ist die Lösung nicht deshalb richtig, weil die Mehrheit es behauptet. ... Was würden Sie denken, wenn Sie jahrzehntelang die Tortur einer Chemotherapie aushalten müss-ten, ohne Krebs zu haben? Wenn es Ihnen dadurch nicht möglich gewesen wäre, auch nur die einfachsten Dinge zu tun oder zu er-leben, die für alle anderen Menschen selbstverständlich sind, zum Beispiel einen Beruf zu erlernen, zu arbeiten, mal einen Ausflug oder einen Urlaub zu machen, Kontakte zu haben, in einer Be-ziehung zu leben ..., wenn Sie also durch eine falsche Behandlung jahrzehntelang in Ihrem Recht auf eine normale Entfaltung der Persönlichkeit verletzt worden wären? Wenn dadurch auch Ihre körperliche Gesundheit und Entwicklung beeinträchtigt worden wäre? Wenn Sie zusätzlich die Schmerzen Ihrer unbehandelten Krankheit aushalten müssten? Wenn man Sie in einer Klinik und in einem Gefängnis eingesperrt hätte, weil Sie aufgrund Ihrer unbehandelten Krankheit etwas taten, was Sie gar nicht steuern*

konnten? Wenn man Ihnen dafür die Kosten auferlegen würde? …
Bei der Abfassung dieses Schreibens haben mir meine Mutter als
gerichtlich bestellte Betreuerin und Dipl.-Psych. Frau Eva Schwenk
geholfen. Die Präsidentin antwortet nicht mehr.

Uwe H. hatte in der Vergangenheit häufig Hautkrankheiten und ist heute an einer Leberzellschädigung und einer Milzschwellung erkrankt. Auf seine Frage, ob die neuroleptischen Medikamente diese Erkrankungen verursacht haben können, bekommt er von keinem Arzt eine Antwort. Gegen die behandelnden Ärzte der Landesnervenklinik hat er Strafanzeige gestellt. Die Staatsanwaltschaft hat ihm das Aktenzeichen mitgeteilt. Das ist heute über drei Jahre her.

„Sie sagen ja gar nichts."

„Ich wollte fragen, warum Uwe H. die Staatsanwaltschaft nicht nochmals erinnert hat, aber …"

„Ja, warum soll er erinnern! Soll er als psychisch Kranker, als Laie und als Einzelner die psychiatrische Fachwelt dazu zwingen, ihre wissenschaftlichen Grundlagen zur Kenntnis zu nehmen? Soll er die Justiz dazu zwingen, sein Recht auf die Unantastbarkeit seiner Würde zur Kenntnis zu nehmen, sein Recht auf die freie Entfaltung seiner Persönlichkeit, sein Recht auf körperliche Unversehrtheit und Freiheit der Person, sein Recht auf Gleichheit vor dem Gesetz? Was soll er tun? Vera S., ein Psychiatrieopfer der Uniklinik F., hat geklagt und musste sich anhören, man wisse heute zwar, dass sie nicht schizophren sei, aber es sei *nach dem damaligen Stand der Wissenschaft verfahren worden,* als man sie ihrer Freiheit beraubte und zwangsmedikamentierte.

Ich habe Ihnen doch von dem gelernten Briefträger erzählt, der als Oberarzt in einer Psychiatrie gearbeitet und als solcher auch psychiatrische Gutachten für die Gerichte geschrieben hat. Nachdem er zufälligerweise als Hochstapler entlarvt worden war, haben Sachverständige seine Diagnosen überprüft, aufgrund derer die Richter ihre Urteile gefällt hatten. ‚Alles richtig diagnostiziert' war das Ergebnis der Untersuchung. Die Urteile im Namen des Volkes konnten bestehen bleiben."

„Das ist ja alles Wahnsinn!"

„Das ist kein Wahnsinn. Das ist wohlüberlegte Ignoranz gegenüber dem System der psychiatrischen Versorgung. Psychisch Kranke wurden von der Gesellschaft schon immer abgeschoben, und zwar in die ‚Obhut' der Psychiatrie. Verändert hat sich inzwischen das Wohin, von entfernten Großkliniken in gemeindenahe Tageskliniken. Aber an der Tatsache der gesellschaftlichen Abschiebung hat sich nichts geändert, denn in der Psychiatrie bleibt unser aller geltendes Recht außen vor. Psychiatrie ist nicht öffentlich; so wollen es die Patienten, aus Angst vor der gesellschaftlichen Ächtung; so will es die Gesellschaft, in Unkenntnis psychischer Erkrankung; so wollen es die Psychiater, zum Schutz ihrer Unfähigkeit. Und die Geschichte der Psychiatrie ist eine Geschichte des Unwissens, auf Unwissen gegründeter Willkür und durch Willkür ermöglichter Barbarei. Es ist gerade mal 50 Jahre her, als man dem letzten angeblich Schizophrenen zu seiner angeblichen Heilung willkürlich Assoziationsbahnen im Gehirn zerschnitt."

„Das ist ja ekelhaft."

„Was heute geschieht, ist nicht minder ekelhaft. Mit psychiatrischen Aussagen wird nicht nur ein Krankheitsbild beschrieben, es wird der Mensch beschrieben. Wenn Sie Gutachten der Landesnervenklinik lesen und die angeblich wissenschaftlichen Fachausdrücke im Kontext der Aussage übersetzen, dann sind ihre Patienten fast ausnahmslos unberechenbar und gefährlich, dumm, faul und schmutzig. Was immer geschieht, ist die Schuld der Patienten; ob sie immer kränker werden, immer wieder zwangseingewiesen werden, Selbstmordversuche begehen, tot umfallen – egal. Es geschieht, weil sie *krankheitsuneinsichtig* sind, sich nicht an das halten, was die Ärzte sagen; *krankheitsbedingt* die Wirkung neuroleptischer Medikamente als Quälerei empfinden und folglich immer wieder zu ihrem eigenen Besten gezwungen werden müssen. Ärzte der Landesnervenklinik können ihr Zugrunderichten der Patienten den Patienten selbst anlasten, den *intellektuell grenzbegabten, beziehungsunfähigen, antriebs-armen, affektlabilen, rigiden, verwahrlosten, wahngestimmten, der Impulskontrolle verlustig gegangenen, aggressiv ausbrechen-den, antisozialen, defizitären ...* Menschen. Je mehr man von der menschlichen Psyche weiß und versteht, umso klarer wird das Barbarische in der behandelnden Psychiatrie."

„Was kann man tun?"

„Es ist richtiger zu fragen, was muss man tun, denn es geht nicht um eine milde Gabe für die Armen oder um ein huma-nitäres Opfer der Gesellschaft für ihre kranken Mitbürger; es geht nicht um Mitgefühl, Mitleid, nicht einmal um Verständnis. Es geht um die Wahrung von Grundrechten."

22

Der Gesetzgeber glaubt, mit dem Erlass des Gesetzes für psychisch kranke Personen, dem PsychKG, dieser Verpflichtung nachgekommen zu sein. Zur Ausarbeitung dieses Gesetzes hat er schließlich die Experten befragt. Das PsychKG soll psychisch Kranke vor sich selbst schützen und die Gesellschaft vor psychisch Kranken. Es soll die Persönlichkeitsrechte psychisch Kranker wahren und Hilfen zur Vermeidung von Zwangseinweisungen regeln. In der Beratung zu einem neuen Gesetzesentwurf des PsychKG wird der Ärztliche Direktor der Landesnervenklinik als Experte gehört. Diskutiert wird die Beiordnung eines Rechtsanwaltes für Patienten, die zwangsuntergebracht werden. Die Meinung des Ärztlichen Direktors: *Die routinemäßige Beiordnung eines Rechtsanwaltes setzt ... den Gedanken voraus, dass Psychiater und Unterbringungsrichter, aus welchen Gründen auch immer, moralische und juristische Grundsätze beiseite lassen, Freiheitsberaubung betreiben. Beides schon im Ansatz unerträgliche Gedanken! Der untergebrachte psychisch kranke Mensch braucht neben qualifizierten Therapeuten sachkundige Richter, die ihn in seiner Krankheit schützen. Die Formulierung, dass der beigeordnete Rechtsanwalt die Interessen des Betroffenen wahrnehmen soll, ist schon eine Zumutung, da hierin zum Ausdruck kommt, dass behandelnder Psychiater und unterbringender Richter eben dies nicht tun.*

Ein Abgeordneter entgegnet: *Aber ich denke, ein Gesetzgeber hat ... die unverzichtbare Pflicht, wenn er in Menschenrechte von jemandem eingreift oder den Eingriff zulässt, auch Schranken zu definieren und diese mit allen vernünftigen Kontrollmaßnahmen zu versehen. ... Ich denke, dies insoweit umzukehren und zu* sagen, da hat der Gesetzgeber oder wer auch immer ein Misstrauen gegenüber den Handelnden in unserer eigenen Psychiatrie, scheint mir einfach keine zulässige Argumentation zu sein.

Der Ärztliche Direktor bleibt dabei. Der Gedanke an Kontrolle ist ihm ein unerträglicher Gedanke: *Sie unterstellen, dass Unterbringungsrichter und Psychiater nicht im Interesse des psychisch kranken Patienten handeln. Das ist eine Unterstellung, die wir, die wir vor Ort in der Praxis arbeiten, einfach nicht akzeptieren können. ... Ich gehe grundsätzlich davon aus, dass wir unseren Beruf zugunsten der Patienten ausüben. Ich denke, darüber brauchen wir nicht zu diskutieren.*

23

Und so bestätigt der Sozialminister in der Landtagsdrucksache Nummer 13/4570 geradezu paradiesische Zustände in der Landesnervenklinik. Eine Abgeordnete macht aufgrund des Berichtes von Eva Schwenk eine „kleine Anfrage" an die Landesregierung.

Die Kleine Anfrage 2338 vom ... hat folgenden Wortlaut: In den letzten Jahren gibt es zunehmend Beschwerden über die Krankenbehandlung in der Landesnervenklinik. Ich frage daher die Landesregierung:

1. *Sind der Landesregierung Beschwerden über die Behandlung von Patienten in der o.g. Klinik bekannt?*
2. *Falls ja, wie geht die Landesregierung diesen Beschwerden nach?*
3. *In welcher Weise übt das Ministerium für Arbeit, Soziales und Gesundheit seine Fachaufsicht über die o.g. Klinik aus?*
4. *Wohin können sich Betroffene mit ihren Beschwerden wenden?*

Die Antwort zu *1.:*
Die Landesregierung hat Kenntnis von zehn Beschwerden über die Behandlung in der psychiatrischen und neurologischen Abteilung der Landesnervenklinik aus den vergangenen fünf Jahren. In Anbetracht von ca. 20 000 Aufnahmen in diesem Zeitraum kann diese Zahl als gering angesehen werden.

Zu 2.:
Jede Beschwerde wird von den aufsichtsführenden Behörden (Ministerium für Arbeit, Soziales und Gesundheit; Landesamt für So-

ziales, Jugend und Versorgung) sorgfältig geprüft. Nach Einholung von Stellungnahmen und erforderlichenfalls einer Überprüfung vor Ort bewertet die aufsichtsführende Behörde den Vorgang und teilt das Ergebnis den Beschwerdeführern mit. Im Falle der Berechtigung der Beschwerde sorgt sie für Abhilfe.

Zu 3.:
Das Ministerium für Arbeit, Soziales und Gesundheit übt die Aufsicht über die Landesnervenklinik durch regelmäßige Gespräche mit den Verantwortlichen der Klinik und dem Landesamt für Soziales, Jugend und Versorgung aus. Erforderlichenfalls werden Auskünfte und Stellungnahmen eingeholt. Soweit es zweckmäßig und geboten erscheint, wird die Klinik beraten und auf die Behebung von Mängeln hingewiesen.

Zu 4.:
*Betroffene können sich mit ihren Beschwerden zunächst an die innerhalb der Einrichtung zuständigen Stellen, die Patientenfürsprecherin sowie an den Geschäftsführer und gegebenenfalls auch an den Aufsichtsrat des Landeskrankenhauses wenden. Für Personen, die nach dem Landesgesetz für psychisch kranke Personen (PsychKG) in der Landesnervenklinik untergebracht sind, steht zusätzlich die Besuchskommission nach § 29 PsychKG als Anlaufstelle zur Verfügung. Daneben können sich Betroffene unter anderem an die zuständigen Aufsichtsbehörden, die parlamentarischen Gremien sowie den Bürgerbeauftragten wenden.
..., Staatsminister*

Von den genannten zehn Beschwerdefällen sind fünf Fälle von Eva Schwenk vorgetragen worden. Über was die verbleibenden fünf Menschen sich beschwert haben, weiß man nicht. Vielleicht ebenfalls über die falsche Diagnostik, vielleicht aber auch über schlechtes Essen oder schmutzige Toiletten. Unabhängig von Eva Schwenk haben sich in fünf Jahren fünf Menschen in einer psychiatrischen Großklinik beschwert, pro Jahr einer von 5.000. In keinem anderen gesellschaftlichen Bereich herrschen derart phantastische Zustände. In jedem Kindergarten, in jeder Schule, in jedem anderen Krankenhaus gehen mehr Beschwerden ein. Aber in der Landesnerven-klinik ist eine Utopie anscheinend Wirklichkeit geworden. Vielleicht ist das der Grund, warum der Sozialminister die Vorgabe des § 39 PsychKG für entbehrlich hält. Darin heißt es: *Die zur Durchführung dieses Gesetzes erforderlichen Verwaltungsvorschriften erlässt das fachlich zuständige Ministerium im Einvernehmen mit den Ministerien, deren Geschäftsbereich berührt wird.* Er hat keine Verwaltungsvorschriften erlassen, nach denen das Gesetz zum vorgeblichen Schutz psychisch Kranker durchgeführt werden müsste.

24

Auf der Grundlage dieses PsychKG wird die 73-jährige Christel Sch. in die Landesnervenklinik eingewiesen. Am Morgen des 17. Dezember 20... klopft es an der Haustür. Das Haus steht am Rande einer gutbürgerlichen Wohnsiedlung. Christel Sch. öffnet vorsichtig, denn sie erwartet niemanden. Vor der Haustür steht ein ganzer Pulk von Menschen. Schnell will sie die Tür wieder schließen, aber ein kräftiger Körper wirft sich dagegen und bricht die Tür aus den Angeln. Jetzt sind sie alle drin im Haus. Zwei Damen vom Gesundheitsamt, eine Dame vom Amt für öffentliche Sicherheit, zwei Herren vom Ordnungsamt, ein Herr von der Betreuungsbehörde, ein Hygieneinspektor, ein Richter und zwei Polizisten. Nach einer halben oder dreiviertel Stunde ist die Entscheidung gefällt. Die Polizei soll Christel Sch. in die Landesnervenklinik verbringen. Sie hat keine Zeit, eine Zahnbürste, die Brille, etwas Geld einzustecken und Kleidung zusammenzupacken. Ihren Hausschlüssel nimmt man ihr weg, weil man noch den Kater einfangen und ins Tierheim bringen muss.

Der Grund für ihre sechswöchige Unterbringung ist, so steht es im Beschluss: *Nach der gutachterlichen Äußerung der ärztlichen Sachverständigen ... leidet die Betroffene an einer psychischen Krankheit, nämlich paranoide Realitätsverkennung bei vorbekannter schizophrener Psychose mit organischer Persönlichkeitsveränderung. Infolge dieses Krankheitszustandes und des erkennbar krankheitsbedingten Verhaltens gefährdet die Betroffene ihr Leben und ihre Gesundheit gegenwärtig in erheblichem Maße. Sie lebt in einer stark unterkühlten Wohnung, sodass aufgrund der Jahreszeit mit körperlichen Schäden ernsthaft zu rechnen ist. Zur Abwendung der Gefahr ist die Unterbringung und stationäre*

Behandlung der Betroffenen erforderlich. Die Betroffene kann die Notwendigkeit dieser Maßnahme nicht erkennen bzw. nicht einsichtsgemäß handeln.

Nun ist Christel Sch. in einer geschlossenen Station der Klinik und legt mit Hilfe von Eva Schwenk Beschwerde ein: *Eine erhebliche Gefahr für mein Leben und meine Gesundheit begründet der Unterbringungsrichter damit, dass ich in einer stark unterkühlten Wohnung leben würde. Solange ich alleine lebe und auf niemanden Rücksicht nehmen muss, seit über 15 Jahren, lebe ich schon so wie jetzt. Ich ziehe mich im Winter lieber warm an, als die Wohnung aufzuheizen, weil ich die Heizungsluft nicht mag. Davon hatte ich noch nie einen körperlichen Schaden und bin auch jetzt gesund. Wenn ich meine Wohnung beheizen will, stehen mir dafür Radiatoren und ein Kaminofen zur Verfügung, den ich mir erst kürzlich gekauft habe. Davon mache ich Gebrauch, wann immer ich es will. Für meine Gesundheit bestand und besteht nicht die geringste Gefahr, geschweige denn die vom Gesetzgeber geforderte erhebliche Gefahr für Leben und Gesundheit.*

Das Landgericht weist die Beschwerde zurück. Die Begründung: *Eine unmittelbar bevorstehende Gefahr besteht nicht nur dann, wenn der Eintritt des schadenstiftenden Ereignisses, ohne sich schon gegenwärtig zu äußern, unmittelbar bevorsteht, sondern auch dann, wenn die Unberechenbarkeit des psychisch Kranken den Zeitpunkt des Eintrittes des schadenstiftenden Ereignisses unvorhersehbar macht, mit ihm aber während des Krankheitsschubes jederzeit, das heißt auch alsbald, gerechnet werden muss. ... Aufgrund der Unterkühlung der Wohnung besteht daher die erhebliche Gefahr, dass die Betroffene durch eine Unterkühlung sich an ihrer Gesundheit beschädigt, das gerade auch angesichts des Alters der Betroffenen zu gravierenden Fol-*

gen führen kann. Christel Sch. muss Weihnachten, Sylvester und danach noch drei Wochen auf der geschlossenen Station verbringen. Im Tierheim verweigert ihr Kater die Nahrung und muss in einer Tierklinik behandelt werden.

Man kann einen „normalen" Menschen erst einsperren, wenn erstens ein schadenstiftendes Ereignis eingetreten ist und zweitens nachgewiesen wurde, dass er es zu verantworten hat. Einen angeblich schizophrenen Menschen kann man nach der Gesetzeslage des PsychKG einsperren, wenn irgendjemand den zukünftigen Eintritt eines schadenstiftenden Ereignisses vermutet. Dabei *kann nicht eine jeden Zweifel ausschließende Gewissheit verlangt werden, sondern es genügt ein für das praktische Leben brauchbarer Grad an Gewissheit des jederzeitigen Eintritts.* Im konkreten Fall heißt das:

— Es könnte draußen bitter kalt werden, wenn auch zum Zeitpunkt der Unterbringung Plusgrade herrschten.

— Die Betroffene würde dann nicht heizen.

— Dadurch könnte die Betroffene sich unterkühlen.

— Durch die mögliche Unterkühlung könnten gesundheitliche Folgeschäden entstehen.

Als die staatlichen Behörden mit Gewalt in ihr Haus eindringen, schaltet Christel Sch. ihren neuen Kaminofen ein, um ihnen zu demonstrieren, dass er auch funktionsfähig ist. Aus Verzweiflung zählt sie dem Richter die warmen Kleidungsstücke auf, die sie auf dem Körper trägt. Aus Verzweiflung hält sie ihm ihre Hände hin, damit er sich davon überzeugen kann, dass diese Hände warm und nicht unterkühlt sind. Umsonst. Einer der Polizisten, die Christel Sch. in die Klinik fahren müssen, ist betroffen. Nein, mit diesem Ausgang hat er nicht gerechnet. Er gibt ihr seine Visitenkarte, damit sie jemanden anrufen kann, wenn sie Hilfe braucht.

Eva Schwenk besucht Christel Sch. seit drei Jahren regelmäßig, auch im Winter. Sie sagt, dass Frau Sch. gesundheitsbewusster lebt als sie selbst; zum Beispiel viel Wert auf naturreine Lebensmittel legt und auf eine ausreichende Zufuhr von Vitaminen und Mineralien durch Obst- und Gemüsesäfte. Und noch etwas sagt sie: *Ich habe selten einen Menschen getroffen, der jede Form von Gewalt, sei sie physischer oder psychischer Natur, entschiedener ablehnt als Frau Sch.*

Nach ihrer Unterbringung beantragt Christel Sch. Akteneinsicht. So erfährt sie, dass drei Nachbarinnen dem Gesundheitsamt mitgeteilt haben, auf ihrem Grundstück Ratten gesehen zu haben. Zusammen mit dem Ordnungsamt geht das Gesundheitsamt vor Ort, aber Christel Sch. macht damals nicht auf. Sie ist dem Gesundheitsamt nicht unbekannt. Ihren Anfang hatte die Sache vor zehn Jahren, als die Landesnervenklinik im Auftrag eines Verwaltungsgerichtes ein Gutachten über sie geschrieben hat. Christel Sch. führte einen Rechtsstreit, nachdem ihr Haus unter Wasser gestanden und sie recherchiert hatte, dass es auf einer Wasserader gebaut worden war. Daher hätte das Grundstück nicht als Bauland ausgewiesen werden dürfen, argumentierte sie und fand heraus, dass der frühere Eigentümer Stadtrat war und die Ausschreibung als Bauland selbst durchgesetzt hatte. Trotz abschlägiger Bescheide des Verwaltungsgerichtes ließ sie nicht locker. Nach Jahren gab das Verwaltungsgericht ein psychiatrisches Gutachten zur Abklärung ihrer *Prozessfähigkeit* in Auftrag. Christel Sch. wurde zur Begutachtung in die Landesnervenklinik bestellt, ging aber nicht hin. So schrieb die Klinik ein Gutachten ohne persönliche Untersuchung, aufgrund der Aktenlage aus dem Rechtsstreit. Seither gilt sie dem Gesundheitsamt als *vorbekannte schizophrene Patientin.*

„Der Anlass für die Unterbringung der Christel Sch. war tatsächlich der, dass Nachbarn sich über Ratten auf dem Grundstück beschwert hatten. Bei einem ‚vorbekannten' angeblich ‚schizophrenen' Menschen reichen jeder Anlass und jedes Gerücht für eine Unterbringung aus. Hier schreibt zum Beispiel die Amtsärztin, um den psychischen Zustand der Betroffenen und eine *sich zuspitzende psychotische Dekompensation* zu begründen, Christel Sch. habe *die Haustür ihres Hauses mit Brettern völlig zugenagelt.* Bei der Haustür handelt es sich um eine Glastür in einem Stahlrahmen. Man kann diese Haustür gar nicht zunageln. Kinder hatten Steine auf die Tür geworfen, wodurch das Sicherheitsglas gesprungen war. Daraufhin hat Christel Sch. am unteren Teil der Tür dicke Pappe befestigt, um das Glas zu schützen. Übrigens ist es richtig kalt geworden, nachdem der Unterbringungsbeschluss abgelaufen war."

„Das darf doch alles nicht mehr wahr sein. Das kann doch kein Mensch hinnehmen."

„Da haben Sie Recht. Einen Menschen hat Eva Schwenk auch gefunden, der es nicht hinnehmen und wirklich etwas tun wollte. Es ist eine rührende Geschichte."

25

Ein wirklich guter Plan

Wir gehen spazieren und Helen rennt. Mit weit nach hinten gestreckten Armen rennt sie die Wiese hinunter. Laut lacht sie über die Geschwindigkeit, ein Stolpern, das Abfangen eines Sturzes. Auf halber Strecke hält sie an und schaut sich um. Nach allen Seiten dreht sie sich, dann legt sie den Kopf in den Nacken, schließt die Augen und zeigt dem Himmel ihr Gesicht. Helen winkt mich herbei. „Los, komm!", doch ich will nicht und so ruft sie: „Dann komme ich!" Mit rundem Rücken und gesenktem Kopf läuft sie die Wiese wieder hinauf. Ihr Kopf glüht und sie atmet tief, als sie dicht neben mir stehen bleibt. „Eva, ich liebe es zu rennen … ich liebe den Frühling, die Sonne, die Wiese, den Himmel, die Freiheit, das Glück … ach Eva, ich liebe es, glücklich zu sein." Helen steckt mich an. Jetzt spüre und liebe auch ich das Licht, die Wärme, den Wind – und ich liebe Helen.

Helen ist meine Nichte. Fünf Jahre ist sie alt und in ihrem letzten Kindergartenjahr, als ich ihr erklären muss, warum ich auf einmal so viel Zeit habe, mit ihr und den Hunden spazieren zu gehen. „Helen, ich habe keine Arbeit mehr; wurde rausgeschmissen, gekündigt."

„Oh." Helen senkt den Kopf und schweigt. Nach einer Weile bleibt sie stehen. Ihre Haltung und ihr Blick scheinen sagen zu wollen: Sag mir die Wahrheit! … Du kannst mir vertrauen … Ich werde zu dir halten … Sie fragt sehr ernst: „Eva! Hast du Mist gebaut, einen Fehler gemacht?"

Ich muss lächeln. Durch ihre Frage wird mir die allgemeine Einstellung zur Arbeitslosigkeit wieder bewusst. „Nein, mein Schatz, ich habe keinen Mist gebaut. Im Gegenteil, ich habe sogar sehr gut gearbeitet. Ich habe vielen Menschen geholfen und von denen wollte mich auch keiner verlieren."

„Aber warum hat dein Chef dich dann rausgeschmissen?"

„Weil ich ein Unrecht angezeigt habe."

„Waaas???"

„Ja, pass auf. In einem Krankenhaus gibt es einen Arzt, Gut heißt er, aber dieser Dr. Gut hilft den Menschen nicht dabei, wieder gesund zu werden, sondern er macht sie noch kränker. Das habe ich angezeigt, und deshalb wurde ich rausgeschmissen."

„Wie heißt der Arzt? Gut? Schlecht müsste der heißen, Dr. Schlecht und nicht Dr. Gut! Aber wie macht er die Menschen noch kränker?"

„Er gibt ihnen Medikamente, die sie gar nicht brauchen; von denen sie nicht mehr denken und nicht mehr fühlen können, nicht mehr richtig sprechen und sich nicht mehr richtig bewegen können."

„Und so ein Arzt heißt Gut! Du musst allen sagen, dass er Dr. Schlecht heißen müsste, tausend Mal Dr. Schlecht, damit niemand mehr in dieses Krankenhaus geht! ... Eva, was macht eigentlich eine Psychologin?"

„Psyche heißt Seele, und ein Psychologe versucht einem Menschen zu helfen, wenn seine Seele krank geworden ist. Wie der Körper, so kann auch die Seele krank werden."

„Jaaa?" fragt Helen ungläubig. „Wie wird denn die Seele krank?"

Ich suche einen herumliegenden Stock. „Wenn ich dir jetzt mit diesem Stock auf dein Schienbein schlage, nicht fest, nur ganz leicht, aber so, dass du es spürst, dann tut dir das nicht weh, oder? Stört es dich?"

„Ja, eigentlich schon. Aber es tut nicht weh."

„Ich kann es einmal, zweimal, dreimal, zehnmal tun. Wenn ich es aber tagelang mache, und zwar morgens, mittags, abends, nachts, dann tut dir die Stelle irgendwann sehr weh. Du kannst die Schläge einfach nicht mehr aushalten. Auf diese Weise kann auch die Seele krank werden und wehtun, wenn ein Mensch immer und immer wieder in dem, was er fühlt und denkt, gestört wird. Der Körper ist bei allen Menschen gleich und jedem würde irgendwann das Schienbein entsetzlich wehtun. Aber in ihrer Seele sind die Menschen verschieden. Zum Beispiel hat Sam Angst vor dem Wasser und du fühlst dich so richtig wohl darin. Aber du hast Angst vor der Höhe und Sam kann kein Turm oder Fels hoch genug zum Klettern sein. Stell dir vor, dass ein lieber und ein gleichgültiger Mensch dieselben schlimmen Dinge erleben müssen. Der liebe Mensch kann darüber trauriger oder ängstlicher sein als der gleichgültige Mensch und seine Seele kann stärker wehtun, als die des anderen.

Ein Psychologe versucht zuerst herauszufinden, wie und warum einem Menschen die Seele wehtut. Dann muss er herausfinden, warum der Mensch sich nicht geschützt oder gewehrt hat. Und wenn er auch das weiß, versucht er herauszufinden, wie der Mensch es lernen kann, seine Seele in Zukunft zu schützen und sich zu wehren."

„Ich kann mich jetzt wehren", sagt Helen. „Weißt du auch, wie? Wenn jemand mich schubst oder beleidigt, dann schreie ich so laut, dass ihm die Haare vom Kopf fliegen. Das klappt. Ich habe es schon ausprobiert. Letztens hat Tim mich einfach nicht in Ruhe gelassen. Wir haben am Hügel gespielt und er hat mich immer wieder in die Erde geschubst, obwohl ich ihm gesagt habe, dass er aufhören soll. Dann habe ich mich umgedreht ..." – ihre Augen werden schmal, die Hände hat sie in die Taille gestützt – „... und habe ihm gesagt: ‚Wenn du jetzt nicht auf der Stelle aufhörst, schreie ich so laut, dass dir die Haare vom Kopf fliegen!' Ungefähr so habe ich geschrieen: ‚Aaaaaaaaaaaahhh!', und? Er hat aufgehört!"

„Siehst du. Und vorigen Sommer hast du dich von Sonja schlagen und schlagen und schlagen lassen, bis deine Mutter es gesehen hat. Nicht einmal weggelaufen bist du, sondern hast dich einfach schlagen lassen."

„Ja, ich weiß. Aber damals wusste ich noch nicht, wie ich mich wehren soll. Zurückschlagen kann ich einfach nicht."

„Und wenn du es nicht gelernt hättest? Dann hätte es sein können, dass du Angst davor bekommst, ständig geschlagen zu werden, dass du aus Angst davor nicht mehr zu anderen Kindern zum Spielen gehst, dass du dadurch viele schöne Dinge nicht erleben kannst ..."

„... das war sogar schon einmal so. Ich wollte nicht zum Geburtstag von Mario, weil ich Angst hatte, Sonja würde auch kommen und mich nicht in Ruhe lassen."

Helen ist stolz darauf, dass sie sich jetzt wehren und anderen Kindern durch ihr lautes Schreien Einhalt gebieten kann. Aber nun will sie die Hunde jagen, die ins Mäusegraben vertieft sind und mir nicht mehr folgen wollen. „Macht, dass ihr herkommt", schreit sie, auf die Hunde zurennend, und „ab, ab, ab", sie vor sich hertreibend. Zum Wettrennen will sie die Hunde animieren und kommt glücklich schnaufend bei mir an.

Dieser Dr. „Schlecht" und meine Kündigung beschäftigen Helen immer wieder und auf vielen Spaziergängen. „Eva, ich habe allen meinen Freundinnen erzählt, dass sie nicht in ein Krankenhaus gehen sollen, in dem ein Dr. Gut arbeitet, weil er eigentlich Dr. Schlecht heißen müsste und ihnen die falschen Medikamente gibt. Und ich habe ihnen gesagt, dass sie das unbedingt ihren Müttern erzählen müssen, damit die sie nicht in dieses Krankenhaus hinbringen."

„Helen, das löst das Problem nicht. Stell dir vor, du stürzt mit dem Fahrrad und brichst dir ein Bein. Du hast starke Schmerzen und kannst nicht mehr laufen. Dann musst du in ein Krankenhaus. Du musst unbedingt Hilfe bekommen. Und so ist das auch mit Menschen, die psychisch krank oder psychisch gestört sind. Sie müssen und wollen unbedingt Hilfe bekommen und das Krankenhaus des Dr. Gut ist weit und breit das einzige für psychisch kranke Menschen. Sie können sonst nirgendwo hingehen."

„Oh Gott!!!"

„Ja, oh Gott, denn jetzt geht es los: Du kommst in dieses Krankenhaus und erzählst dem Doktor, wie weh dein Bein tut. Aber der will gar nichts davon wissen und legt deine beiden Arme in Gips. Jetzt kannst du so gut wie nichts mehr tun, dich beim Gehen nicht einmal mehr abstützen. Unter Schmerzen humpelst du durch das Krankenhaus. Der Doktor sagt aber, dein Bein sei gar nicht krank, und stellt dich auf ein Laufband. Wenn du dich wehren willst, bindet er dich daran fest. Du musst auf diesem Laufband gehen und es kann sein, dass du weinst, schreist und um dich schlägst, vor Schmerzen, aus Angst oder aus Wut und Verzweiflung. Du willst weg, willst nach Hause, aber der Doktor erzählt jedem, du wärst dumm, faul und schmutzig. Mit schmutzigen und zerrissenen Hosen wärst du ins Krankenhaus gekommen, mit dreckigen Fingernägeln und zerzausten Haaren. Du hättest geschrieen und um dich geschlagen, als man dir hätte helfen wollen, und ansonsten würdest du faul im Bett herumliegen und nichts richtig machen. Er erzählt, es würde immer schlimmer mit dir werden, weil du überhaupt nicht einsehen könntest, dass deine Arme krank seien. Stattdessen würdest du behaupten, deine Arme seien gesund und du bräuchtest keinen Gips, wo doch er ein Facharzt sei und du nur ein kleines Kind. Wenn jemand dir helfen will und dem Doktor widerspricht, zum Beispiel deine Mutter, erzählt er überall, sie habe keinen guten Einfluss auf dich und deshalb sei es das Beste, wenn man euch voneinander trennen würde. Am Ende wächst dein Beinknochen krumm zusammen und du kannst nicht mehr rennen. Deine Arme sind durch den langen Gipsverband kraftlos, du kannst nicht einmal mehr Bilder malen und du bist alleine."

„Eva, hör auf, das ist ja fürchterlich!" Helen senkt den Kopf. Als sie mich nach einer Weile anspricht, sieht sie aus, als müsste sie mir eine große Bürde auferlegen. Ernst schaut sie mir in die Augen. Mit einer Hand fasst sie mich am Arm und drückt ein wenig zu, als sie sagt: „Eva, du musst zur Polizei gehen. Du musst." Bei jedem „muss" schließt sie die Augen. „Eva, dieser Dr. Schlecht muss verhaftet werden! Ich weiß, es ist schwer, aber du musst zur Polizei gehen. Ich bin zwar nur ein Kind, aber ich werde mit dir gehen."

„Helen, die Polizei kann uns nicht helfen. Die Menschen, die bei Dr. Gut im Krankenhaus waren, wurden meistens von der Polizei dort hingebracht und Richter haben gesagt, es sei in Ordnung. Und jetzt haben sie Angst vor der Polizei und vor den Richtern. Aber ich war beim Chef von Dr. Gut und habe ihm erzählt, wie er die Menschen dort misshandelt."

„Das ist auch gut. Und?"

„Der Chef hat geschrieben, das sei alles nicht so schlimm, und so bin ich zum obersten Chef."

„Klasse, Eva, und?"

„Der oberste Chef ist der Ministerpräsident und gleichzeitig der Chef vom ganzen Land. Er kann Gesetze machen. Ich habe ihm geschrieben, dass er die Verbrechen in der Klinik untersuchen muss und ein Gesetz machen muss, damit so etwas nie wieder passieren kann."

„Und? Was hat er gesagt?"

„Er hat meinen Chef gefragt, wann die Sache mit mir ein Ende hat, und ich wurde rausgeschmissen."

„So eine Ungerechtigkeit, so eine Gemeinheit. Das ist so ungerecht." Helen ist wütend, stampft mit dem Fuß auf den Boden, springt mit geballten Fäusten vor und zurück. Sie schnaubt und prustet: „Wenn ich den Dr. Schlecht und den Präsidenten jemals erwische, wenn ich jemals einen von den beiden erwische! Ich werde sie so anschreien, dass ihnen Hören und Sehen vergeht! Ich werde so schreien, dass kein Haar mehr auf ihren Köpfen bleibt ..."

„Helen, wer von den beiden ist schlimmer. Der Arzt, der die Patienten misshandelt, oder der Chef, der es ihn machen lässt und ihm noch Geld dafür gibt?"

„Der gibt ihm noch Geld dafür??? Die sind beide gleich schlimm! Was willst du jetzt machen?"

„Ich schreibe Briefe an andere Menschen und im Internet und frage, ob sie uns helfen können."

„O.k., Eva, schreibe du die Briefe. Aber wir müssen uns noch einen Plan ausdenken. Ich werde dir helfen, und ich werde meine Freundinnen fragen. Wir sind nämlich eine Bande."

Helen denkt sich die verschiedensten Pläne aus. Einmal soll ich sie und ihre „Bande" in das Krankenhaus fahren, damit sie den „Dr. Schlecht" fesseln und ihm die Medikamente geben können, von denen man nicht mehr denken und fühlen kann. „Damit Sie sehen, wie das ist", will sie ihm sagen. Dann fallen ihr Löcher auf, die die Hunde beim Mäusegraben auf einer Wiese hinterlassen haben. Ihre Idee ist, dass ich den „Dr. Schlecht" und den „Präsidenten" auf diese Wiese locken soll. Sie will sie dann derart ablenken und bequasseln, dass sie vom Weg abkommen, in die Löcher stolpern und sich die Füße brechen. Wir werden sie ganz einfach liegen lassen und am nächsten Tag mal nachsehen, wie weit sie schon vorwärts gerobbt sind. Oder sie will die beiden schlichtweg verzaubern. Abwechselnd zu einer Kröte und einer Spinne, damit jeweils einer immer Angst haben muss, gefressen zu werden.

Ab und zu fragt Helen, ob ich jemanden gefunden habe, der uns hilft. Sie ist inzwischen ein Jahr älter. „Helen, ich habe so viele Briefe geschrieben, ganze Aktenordner voll, an Politiker, Richter, Ärzte, Krankenkassen, Vereine, Journalisten … es ist immer dasselbe. Manche sagen ,wie schrecklich, wie schrecklich' und lassen dann nichts mehr von sich hören. Andere antworten gar nicht erst, aber die meisten sagen, das sei Sache des Ministerpräsidenten und würde sie nichts angehen. Was mit psychisch Kranken passiert, interessiert niemanden. Es ist wirklich jedem egal."

„Psychisch Kranke sind den Leuten egal? Diese armen Menschen sind ihnen egal?"

„Ganz egal. Wenn der Ministerpräsident Geld gestohlen hätte, auch wenn es nur ganz wenig wäre, das würde jeder wissen wollen. Dafür würde man sich interessieren. Aber dass er Verbrechen in einer Psychiatrie nicht untersucht, juckt niemanden. Kein Mensch will davon etwas wissen."

„Oh, oh, oh", sagt Helen mit gesenktem Kopf. Und wieder: „Oh, oh, oh." Nach einer Weile sieht sie mich an. „Eva, du sagst doch, dass sich die Leute dafür interessieren würden, wenn der Präsident Geld gestohlen hätte."

„Ja, und ob."

„Und dass sie sich für psychisch Kranke nicht interessieren."

„Kein bisschen."

„Aber für Kindesmisshandler interessieren sich die Leute doch auch, oder?"

„Das ist richtig. Dafür interessieren sie sich auch."

Helen ist in Gedanken vertieft, während wir weitergehen. Ab und zu schüttelt sie den gesenkten Kopf. Hin und wieder wandert ein Zeigefinger zum Mund und immer wieder murmelt sie: „Oh, oh, oh." Unvermittelt bleibt sie stehen. „Eva, ich hab's. Ich glaube, ich hab's. Die Leute interessieren sich doch für Kindesmisshandler. Eva, pass' auf! Ich werde zum Präsidenten gehen und ich werde frech sein. Ich werde so derart frech sein – ich kann das –, dass ihm gar nichts mehr anderes übrig bleibt, als mir eine runterzuhauen. Und Eva, weißt du, was dann passiert? Weißt du, was dann passieren wird?" Helen ist voller Erwartung, fasst mich an den Armen und schaut mir tief in die Augen, als sie mit beschwörender Stimme verkündet: „Dann wird der Präsident wegen Kindesmisshandlung angezeigt und dann ..." Mein Gott, muss ich lachen. Helen hüpft und klatscht in die Hände. „Eva, der Präsident wird wegen Kindessmisshandlung angezeigt und du kannst den Leuten erzählen, was er mit dem Dr. Schlecht und den psychisch Kranken gemacht hat! Na, was sagst du?"

Ich muss so lachen und freue mich mindestens genauso sehr über ihr Wesen, wie sie sich über ihre Idee freut. „Helen, das ist es! Das ist ja phantastisch! Wie bist du nur auf diese Idee gekommen! Der Präsident wird wegen Kindesmisshandlung angezeigt, die Leute interessieren sich für ihn und ich kann endlich alles erzählen. Jetzt können wir es schaffen. Helen, das ist wirklich ein guter Plan!"

Helen ist begeistert. „Siehst du, siehst du. Ich habe dir ja gesagt, dass ich dir helfen werde. Jetzt müssen wir nur noch überlegen, wie ich dahin komme, wo er wohnt. Weißt du, wo er wohnt?"

Es wird ernst. Helen ist wild entschlossen und so schlage ich vor abzuwarten, bis der Ministerpräsident zu einer Veranstaltung in die Nähe kommt. Sie ist erleichtert, denn endlich haben wir eine Lösung gefunden und müssen nur noch die passende Gelegenheit abwarten. Doch plötzlich bleibt sie stehen. Ihr ist eingefallen, dass die Sache einen Haken hat. „Eva, ich kann den Präsidenten wegen Kindesmisshandlung nicht anzeigen. Ich bin ja noch ein Kind. Das muss meine Mutter machen."

„Stimmt. Und jetzt? Was glaubst du, was deine Mutter machen wird?"

„Ich weiß es nicht. Weil ich ja schuld bin, wenn er mir eine runterhaut. Weil ich vorher frech zu ihm war."

„Stimmt auch. Macht nichts, mein Schatz. Der Plan war trotzdem gut."

Aber Helen hat noch nicht aufgegeben. Beim nächsten Spaziergang erzählt sie mir: „Eva, unser Plan geht klar. Ich habe meine Mutter gefragt. Sie zeigt ihn an. Sie hat gesagt, dass es ihr egal ist, ob er Präsident ist. Wenn er mir eine runterhaut und nicht gelernt hat, sich anders gegen ein Kind zu wehren, zeigt sie ihn an. Also, du kannst beruhigt sein. Es klappt."

Helen ist sieben Jahre alt, als der Ministerpräsident tatsächlich zu einer Wahlkampfveranstaltung nach K. kommt. Zufällig bin ich an diesem Tag in K. bei meinen Eltern und Schwestern. Ich überlege, ob ich hingehen soll. Das letzte Mal war er hier zur Bundestagswahl. Damals war ich gerade gekündigt worden und bin zur Veranstaltung gegangen, um ihm durch meine Anwesenheit zu zeigen, dass auch mit meiner Kündigung

„die Sache" nicht aus der Welt sein wird. Aus demselben Grund entschließe ich mich wieder hinzugehen. Ich muss mich beeilen, in 15 Minuten muss ich los. Helen malt gerade an einem Bild. „Helen, es ist soweit", sage ich und versuche möglichst ernst auszusehen. „Der Ministerpräsident ist in K. Endlich können wir unseren Plan durchführen."

Helen antwortet nicht. Dann sagt sie ohne aufzuschauen: „Geht nicht." Sie muss das Bild noch fertig malen ... heute Abend hat sie leider gar keine Zeit ... eine Freundin will außerdem auch noch kommen ...

„Was, seit wann kommen abends noch Freundinnen bei dir vorbei?"

„Heute ist das aber so." Ein anderes Mal kommt sie mit, aber heute nicht, leider!

Auf unserem nächsten Spaziergang frage ich sie, warum sie nicht mitgekommen ist, schließlich sei es doch ihr eigener Plan gewesen. Sie erklärt mir: „Du hast doch gesagt, dass der Präsident die Gesetze macht und ich hatte Angst, dass er auf einmal ein Gesetz gegen Kinder machen würde."

„Helen, du bist ja feige!"

„Das stimmt nicht. Ich bin nicht feige. Das hat mit Feigheit überhaupt nichts zu tun."

„Mit was denn sonst? Du weißt genau, dass es nicht richtig ist, was der Ministerpräsident gemacht hat. Du hast selbst gesagt, dass es eine Gemeinheit ist. Es ist noch viel schlimmer als eine Gemeinheit. Es werden Menschen kaputt gemacht. Stell dir vor, du siehst, wie ein Mensch einen anderen quält. Was glaubst du, wann du keine Angst mehr vor diesem Menschen haben musst. Wenn du ihn einfach machen lässt?"

„Nein, das glaube ich nicht. Aber das ist egal. Ich bin nicht feige."

Helen fesselt mich mit der Hundeleine und zieht ziemlich fest zu. Sie verhaftet mich, weil ich mit „unangeleinten" Hunden im Wald spazieren gehe und das verboten ist. Sie bindet mich an einen Baum und will mich dort lassen. Das ist die Strafe dafür, dass ich die Hunde nicht angeleint habe. Ernähren kann ich mich vom Tau und hin und wieder will sie mir etwas zu essen vorbeibringen. Aber nur, wenn Reste übrig sind. Wenn ich ihr etwas erwidern will, zum Beispiel, dass die Hunde die meiste Zeit frei laufen und sie mich deswegen noch nie verhaftet hat, ruft sie: „Schweigen Sie. Sie halten jetzt den Mund, Gefangener. Von mir aus können Sie heute Nacht dem Mond Ihre Geschichten erzählen. Ich kann Sie nicht mehr hören."

Ich versuche, anders zu Wort zu kommen: „Herr Polizist, ich habe eine Frage."

„Na gut, dann fragen Sie, Gefangener!"

„Wenn man etwas nicht kann, was man sehr gerne können würde. Was muss man dann tun?"

„Üben, üben, üben. Sie blöder Mensch."

„Wenn man es aber nicht übt, weil man glaubt, dass man es schon kann, obwohl man es in Wirklichkeit noch nicht kann?"

„Was soll denn das jetzt schon wieder bedeuten!"

„Wenn man feige ist, es aber nicht sein will, dann kann man nur lernen, in Zukunft nicht mehr feige zu sein, wenn man weiß, dass man es lernen muss."

„Jetzt reicht es mir aber mit Ihnen. Für heute machen Sie Ihren Mund nicht wieder auf. Sie machen jetzt keinen Muckser mehr, bis wir zu Hause sind, und dort werde ich Sie endgültig festbinden und Ihnen den Mund verstopfen."

Beim nächsten Spaziergang vertragen wir uns wieder. Aber

nach einem halben Jahr erzählt mir meine Schwester eine Geschichte, die mir Tränen in die Augen treibt. Von Helen, die inzwischen in die dritte Schulklasse geht, lasse ich mir die Geschichte nacherzählen:

„Also, das war so. Die Frau Bieder hat uns abschreiben lassen, ist durch die Klasse gegangen und hat uns beobachtet. Bei Mario ist sie stehen geblieben und hat gesagt: ‚Mario, Mario! Wenn du so weitermachst, wirst du nicht mehr lange bei uns sein.‘ Mario hat kein Wort mehr gesprochen. Auf dem Schulhof nicht, nach der Schule nicht und im Bus nicht. Und wenn man ihn etwas gefragt hat, hat er keine Antwort mehr gegeben, so traurig war er. Weißt du, Mario hat keinen Vater mehr und seine Mutter hat keine Zeit für ihn. Das stört ihn, ich meine, dadurch ist er ein bisschen gestört und er kann halt nicht so gut schreiben. Dann habe ich meine Mutter gefragt, ob ich zum Rektor gehen darf. Sie hat gesagt, dass ich gehen darf, wenn ich höflich bleibe und nicht frech werde. Am nächsten Morgen habe ich Sonja gefragt, ob sie mitkommen will. In der Pause haben wir den Rektor vor einer Klassentür stehen sehen. Ich habe ihn gefragt, ob wir ihn mal sprechen dürfen und ich habe so gehofft, dass er sagt, er hat keine Zeit. Aber er hat gesagt, wir sollen mit ihm kommen. Oh, Eva! Ich hatte mir alles genau überlegt, was ich ihm sagen wollte, aber ich wusste gar nichts mehr. Meine Knie waren so weich wie Butter. Wie zerlaufene Butter! Als wir in seinem Zimmer waren, ist Sonja hinten an der Tür stehen geblieben und hat nur unter sich geguckt und in ihrem Weckchen gepult. Ich wäre am liebsten umgekehrt, aber er hat gefragt: ‚Was wollt ihr denn?‘ Dann habe ich ihm gesagt: ‚Herr Rektor, die Frau Bieder hat den Mario vor der ganzen Klasse ziemlich schikaniert. Ich möchte die Frau Bieder nicht beleidigen, aber es war nicht richtig von ihr, den Mario so vor der ganzen Klasse zu blamieren. Das hat ihn sehr verletzt und das war sehr ungerecht. Ich bin hergekommen, weil ich es gemein fand, dass sie so mit ihm umgeht.' Der Rektor hat gesagt, dass es gut war, dass wir zu ihm gekommen sind, und dass wir noch mal kommen sollen, wenn so etwas ist. Und dann haben wir es den anderen erzählt, und die haben auch alle gesagt, dass es gemein war von der Frau Bieder. Und höflich geblieben bin ich doch auch, oder?''

„Helen, das ist ja Wahnsinn. Den Mut hätte ich in deinem Alter nicht gehabt. Ich weiß noch, wie ein Lehrer einen Mitschüler von mir fertig gemacht hat, immer und immer wieder. Die ganze Klasse hat ihn angestarrt. Sein hilfloses Gesicht sehe ich jetzt noch vor mir. Martin hieß er. Der Lehrer war wirklich fies zu ihm. Ich habe damals nichts dagegen unternommen, obwohl ich viel älter war als du.''

„Mir haben auch ganz schön die Knie geschlottert, kann ich dir sagen. Und die Sonja hat immer nur unter sich geguckt ... aber Eva, wenn der Rektor angefangen hätte zu schreien, ich glaube, das hätte ich nicht überlebt. Ich glaube, ich hätte nie mehr in die Schule gehen können.''

„Dann wäre es trotzdem richtig gewesen, was du gemacht hast. Wenn man gegen ein Unrecht nichts tut, setzt es sich fort. Helen, du hast ja nicht nur Mario geholfen. Du hast auch deinen Freundinnen geholfen.''

„Ja? Wieso?''

„Weil die jetzt gelernt haben, dass man nicht auf jemandem herumhacken darf, weil er Probleme hat, auch dann nicht, wenn der Lehrer auf ihm herumhackt. Frau Bieder hat Mario mit ihrer Bemerkung nicht nur verletzt, sie hat ihn aus der Gemeinschaft der Klasse ausgestoßen. Und, Helen! – Du hast ihn wieder zurückgeholt. Ich kenne kein anderes Kind, das so etwas fertig gebracht hätte. Und ich kenne sehr, sehr viele Erwachsene, die dir nicht mal das Wasser reichen dürfen. Von denen habe ich ganze Aktenordner voll."

„Die mir nicht mal das Wasser reichen dürfen?"

26

Mein ehemaliger Mitschüler, Martin, war später Patient der Landesnervenklinik. Dann hat er sich umgebracht. Ich hatte keinen näheren Kontakt zu ihm, habe nur davon gehört.

Nach meinem Studium hospitierte ich in der Klinik. Auf der geschlossenen Station unterhielt ich mich öfters mit einer Patientin, die seit dem Tod ihrer Mutter in einem Heim untergebracht war. Man konnte sie wegen eines Wolfsrachens nur sehr schwer verstehen. Eines Tages stand ihr Bett auf dem Flur. Ich sah, dass sie an Händen und Füßen daran angebunden war. Sie erzählte, sie habe um sich geschlagen. Plötzlich verzerrte sich ihr Gesicht zu einer Grimasse. Soweit es durch die Fixierung möglich war, krümmte sich ihr Körper. Ihr Blick war gequält. Von dem, was sie sagte, verstand ich „Schwester". Schnell wollte ich eine Krankenschwester holen, doch die lachte über meine Besorgnis. Sie habe der Patientin gestern Abend zuviel von dem Abführmittel gegeben. Das sei alles. Die Frau blieb liegen und musste sich vor allen anderen Patienten und Pflegern bescheißen. Sie schrie, als es passierte, aus Scham.

Während einer Arztvisite beschwerte sich ein Deutsch-Rumäne über die Klinik. Er würde hier noch blau werden, sagte er. Nach der Visite fragte ich ihn, was er damit meine. Das würde man doch sagen, wenn man sich ärgern würde. Ich erklärte ihm, wie es richtig heißt. Vor Ärger würde man schwarz werden, während man blau sei, wenn man zuviel Alkohol getrunken habe. Er lachte über seine Verwechslung. In seiner Krankenkurve machten die Ärzte aus der Aussage „ich werde blau" eine coenästhetische Halluzination (Leibhalluzination), die eine höhere Dosierung der neuroleptischen Medikamente nach sich zog.

Eine behandlungsbedürftige Halluzination wurde auch einer ehemaligen Sekretärin bescheinigt. Die Klinik hatte ihr ein Zimmer in einem Betreuten Wohnen besorgt, aber die Patientin sagte, sie käme in dieser Wohnung nicht zur Ruhe, weil sie vibrieren würde. Die Wohnung lag über einer Spedition und vibrierte durch die Erschütterung der ein- und ausfahrenden schweren Lastwagen tatsächlich.

Bettina R. war 18 Jahre alt. Bisher hatte sie bei ihrer Mutter in den neuen Bundesländern gelebt. Vor kurzem war sie zu ihrem Vater gezogen, den sie jahrelang nicht mehr gesehen hatte. Speichel lief ihr aus dem Mund, den sie nicht mehr schließen konnte, und sie konnte auch kaum noch sprechen, so stark war sie medikamentiert. Dennoch war sie hübsch. Von männlichen Patienten wurde sie missbraucht. Manche gaben ihr Geld dafür, manche schlugen sie. Einmal konnte man an ihrer linken Wange ganz deutlich sehen, dass sie geschlagen worden war, doch die Klinik unternahm nichts.

Auf der geschlossenen Station wankte eine Frau über den Flur zur Tür und versuchte sie zu öffnen. Ein Pfleger legte ihr die Hand in den Nacken und schob sie in ihr Zimmer zurück. „Ihr Schweine", sagte sie, „ihr habt mich heute Nacht abgespritzt." Der Pfleger grinste.

Eine Philologin wurde eingewiesen. Sie war in einer manischen Phase. Jeden Morgen hörte ich sie schon vor der Tür reden und lachen. Ununterbrochen lief sie über den Flur, sprach jeden an und redete. Im Schwesternzimmer beschwerte sich ein Pfleger bei einem Arzt, das ginge auch in der Nacht so, ob man ihr nicht ein Medikament geben könne. Den Namen des Medikamentes konnte ich nicht verstehen. Nein, sagte der Arzt, sie erhalte schon die Höchstdosis eines anderen Medikamentes. Noch ein zweites Mal bekam ich mit, wie sich der Pfleger beschwerte. Am nächsten Morgen war die Station ruhig. Ich fragte nach der Frau und erfuhr, dass sie im Beobachtungszimmer gegenüber sei. Ich wagte nicht, zu ihr zu gehen. Aber zwei Tage darauf war die Zimmertür offen. Die Frau lag auf dem Boden, in immer noch der gleichen Kleidung, mit der sie auf Station gekommen war. Ich ging hin, um ihr ins Bett zu helfen. Ihr Gesicht war bis zur Unkenntlichkeit aufgedunsen. Ihre Arme waren auf der Brust verschränkt, die Hände ineinander gekrallt. Bevor ich sie anfasste, sprach ich sie an, um sie nicht zu erschrecken. Ich fragte, wie es ihr gehe, ohne eine Antwort zu erwarten, weil ich glaubte, dass sie nichts mehr mitbekommen könne. Die Frau öffnete die Augen, sah mich an und antwortete: „Fragen Sie nicht." Jetzt wusste ich, dass sie alles mitbekam. Ich konnte nicht glauben, was ich sah. Ein Medikament hatte diese Frau bewegungsunfähig gemacht, einen Menschen mit einem gesteigerten Bewegungsdrang. Die Erfahrung dieser Gewalt war ein Schock für mich. Hilfesuchend schaute ich auf den Flur. Ein Arzt lief vorbei und lachte, als er mich und die auf dem Boden liegende Frau sah. „Ja, das ist Psychiatrie!"

Am Morgen des 13. Oktober wurde auf der geschlossenen Station ein Patient, auf der Seite liegend, tot in seinem Bett gefunden. Die Klinik schrieb der Witwe ... *eine Ursache für den plötzlichen Tod Ihres Mannes während des stationären Aufenthaltes ... konnte während der Obduktion nicht gefunden werden.* Im Obduktionsbefund sind das Geburtsdatum und das Sterbedatum des Patienten nicht eingetragen. Dort steht stattdessen, er sei 49 Jahre alt geworden. Das ist falsch. Der Mann ist 52 Jahre alt geworden. Das falsche Alter wurde dem Obduzenten von einem Oberarzt der Klinik angegeben, der bei der Obduktion dabei gewesen ist. Als Grundleiden wird eine *deutliche allgemeine Arteriosklerose* genannt und als Todesursache *akutes Herzversagen bei deutlicher Exsikkose* (Austrocknung) ... *Die pathologisch-anatomischen Befunde sprechen jedoch insgesamt dafür, dass der Tod des Patienten infolge eines akuten Herzversagens zustande kam, wobei allerdings die schwere Exsikkose auch eine wesentliche Rolle gespielt haben dürfte.* Durch die Verkalkung der Herzkranzgefäße war das Herz vorgeschädigt. Die Austrocknung, die für das Versagen des Herzens eine wesentliche Rolle gespielt hatte, war in der Klinik nicht behandelt worden.

An einem Winterabend besuchte ich eine Patientin auf einer offenen Station. Besuchszeit ist bis 21:00 Uhr und ich kam gegen 20:00 Uhr. Der Flur war nur schwach beleuchtet, denn die meisten Patienten waren schon im Bett. Plötzlich herrschte Aufregung, alle Lichter wurden eingeschaltet, Pfleger und Schwestern liefen durcheinander, schoben eine Trage nach draußen. Man hatte einen Patienten gefunden, der seit zwei Tagen verschwunden war. In einem Gebüsch hatte er gelegen. Mit einer Glasscherbe hatte er sich den Körper zerschnitten.

Eine Mutter erzählte mir von einem alten Mann, den sie beim Besuch ihres Sohnes in der Klinik gesehen hatte. Auf allen Vieren sei er über den Flur gekrochen. Ein Pfleger sei vorbeigegangen, habe den alten Mann am Kragen gepackt und wie einen Sack hinter sich hergezogen.

Bei einem Besuch in einer Werkstatt für Behinderte machte mich die Leiterin mit einer jungen Frau bekannt und fragte, ob ich ihre Betreuung übernehmen könne. Die Frau lebe bei ihrer Mutter, was die Ursache allen Übels sei. Ein Heimplatz sei schon gefunden, aber Mutter und Tochter würden sich gegen eine Trennung wehren. Deshalb sei die gerichtliche

Betreuung beantragt, aber noch kein Betreuer gefunden worden. Ich musste ablehnen, weil ich inzwischen auch an den Wochenenden arbeitete und einfach keine Zeit mehr hatte. Mehrere Monate später sah ich die junge Frau in der Landesnervenklinik. Sie saß im Rollstuhl. Ich fragte, was passiert sei. Sie sei aus dem Fenster gesprungen, sagte sie. Wo? In dem Heim, in das man sie gebracht hatte.

Eine Mutter erzählte mir von einem Besuch ihrer Tochter an einem Samstag in der Klinik. Sie seien spazieren gegangen, als sie ein Wimmern aus einem Gebüsch gehört hätten. Sie habe nachgeschaut und eine kauernde Patientin gefunden. Sie habe Angst, habe die Frau gesagt. Sie sei schwanger und habe Angst, dass ihr Kind durch die Medikamente geschädigt würde.

Ein Patient arbeitete auf dem Gutshof der Klinik mit einem anderen Patienten, einem Kerl wie ein Baum, erzählte er. Eines Tages habe er ihn tot umfallen sehen.

Über eine Zeitungsnotiz versuchte die Polizei am 15. Mai die Identität eines Toten zu klären, der sich am 11. Mai vor einen Zug geworfen hatte. Niemand wusste, wer er war. Einen Tag später war es klar. Es handelte sich um einen 28 Jahre alten, in der Landesnervenklinik untergebrachten und von dort am 9. Mai geflüchteten Straftäter. Die Klinik wäre aufgrund der gesetzlichen Vorgaben im Maßregelvollzug verpflichtet gewesen, der Polizei sein Verschwinden zu melden. Vielleicht hätte man ihn lebend gefunden.

Ich begleitete einen Richter zu einer Anhörung in die Klinik. Auf den Bänken im Klinikgelände saßen vereinzelt ältere Männer. Sie sahen einander ähnlich, konnten Geschwister sein. Die Gesichter waren faltenlos, die Haut wächsern. Ihr Kopf fiel nach vorne und riss mit einer drehenden Bewegung wieder hoch. In Abständen streckten sie krampfartig die Zunge heraus, die ebenso prall war wie ihr Gesicht. Manche grimassierten. In der Eingangshalle der geschlossenen Akutabteilung trafen wir auf einige jüngere Patienten. Einige standen auf der Stelle tretend herum. Eine Frau wollte rauchen, doch sie zitterte so stark, dass sie es lange nicht schaffte, sich eine Zigarette aus dem Päckchen zu nehmen. Ein Mann saß mit verschränkten Armen auf einem Stuhl. Dann stand er auf, ging schleichend ein paar Meter und setzte sich wieder hin. Kaum saß er, stand er wieder auf. Wieder und wieder setzte er sich hin und stand auf. Ab und zu sah man von seinen Augen nur noch das Weiße. Eine Frau telefonierte. Sie stand starr vor dem Telefon an der Wand, das sie ebenso starr mit den Augen fixierte. Man hatte den Eindruck, als könne sie nur noch mitbekommen, was genau vor ihr sei, als sei alles andere um sie herum ausgeblendet. Der Richter glaubte, dass das, was er sah, die Symptome psychischer Erkrankung seien. Die Menschen täten ihm Leid, sagte er. Ich sagte ihm, dass es die Symptome neuroleptischer Medikamente seien, die ihnen von den Ärzten verabreicht würden. Ob ihm die Menschen jetzt immer noch Leid täten, fragte ich ihn nicht.

27

Endlos sind die Elendsgeschichten psychiatrischer Patienten aus ganz Deutschland, die nicht um Hilfe rufen, weil sie wissen, dass keiner hinhört. Bis eines Tages ein Journalist sich seiner Verantwortung bewusst wird und die Öffentlichkeit über psychische Erkrankungen und ihre Behandlung aufklären will. Er befragt einen Fachmann, wen sonst!

Frage: Immer mehr Menschen werden psychisch krank. Besonders unter Kindern und Jugendlichen nimmt die Zahl der Erkrankten dramatisch zu. Halten Sie es für möglich, der Öffentlichkeit ein Verständnis für diesen komplexen Gegenstand, die menschliche Psyche und ihre Störungen, zu vermitteln?

Antwort: Aber unbedingt. Ein öffentliches Verständnis für diese Problematik ist auch ein Anliegen von uns Fachleuten. Nach Angaben der Weltgesundheitsorganisation wird jeder vierte Europäer irgendwann in seinem Leben von einer psychischen Störung betroffen sein. Psychische Störungen zählen in Europa und in anderen Teilen der Welt zu den führenden Ursachen von Krankheit und Behinderung. Wir können ganz einfach nicht mehr länger so tun, als gingen uns psychisch Kranke nichts an. So haben wir eigens einen Verein gegründet, um der Isolation seelisch kranker und behinderter Personen mit Engagement und Sachverstand entgegenzutreten und Hilfestellung zu geben. Und selbstverständlich auch, um eine besondere Aufmerksamkeit der Öffentlichkeit auf diese Thematik zu lenken.

Frage: Können Sie uns kurz und in möglichst verständlichen Worten erklären, was das Wesen einer psychischen Erkrankung ausmacht.

Antwort: Das Wesen einer psychischen Erkrankung können Sie daran erkennen, wie wir sie behandeln. Im Wesentlichen ist es also ein Nicht-Bastelnkönnen. So sind alle unsere therapeutischen Bemühungen und Einrichtungen darauf ausgerichtet, dem Erkrankten das Bastelnkönnen in kleinen Schritten wieder beizubringen oder erstmals beizubringen. Angefangen von den Akutstationen mit den sogenannten Beschäftigungstherapien, über mittelfristige Stationen mit den sogenannten Arbeitstherapien, über Tageskliniken, Tagesstätten, Werkstätten und Rehabilitationseinrichtungen versuchen wir mit einem konsequenten und ausschließlichen Therapieprogramm eines: Den Erkrankten zum Bastelnkönnen zu befähigen. Über die Ursachen psychischer Erkrankungen streiten sich die Gelehrten derzeit noch. Ob das Nicht-Bastelnkönnen die Folge eines gestörten Hirnstoffwechsels ist oder ob es eine Störung des Hirnstoffwechsels verursacht, über diese Frage herrschen unterschiedliche Meinungen, was aber für die Therapie der Erkrankung für uns unerheblich ist.

Frage: Welche Rolle spielen Psychopharmaka bei dieser Therapie?

Antwort: Eine ganz entscheidende. Solange Menschen zum Beispiel Ängste, Leidenschaften, Traurigkeit, Niedergeschlagenheit, Freude, Lust und Ähnliches empfinden, besetzen diese Empfindungen das Gehirn, und solange das Gehirn von Empfindungen besetzt ist, solange kann der Mensch nicht basteln, oder das Bastelnkönnen ist zumindest eingeschränkt. Wir greifen deshalb mit Medikamenten in den Hirnstoffwechsel ein, um die Menschen von ihren Empfindungen zu befreien. In diesem Zusammenhang ist es ganz wichtig, mit den Erkrankten Gespräche zu führen, weil wir in den Gesprächen Aufschlüsse über die richtige Dosierung erhalten. Wenn ein Patient im Gespräch trotz medikamentöser Behandlung noch Ängste oder andere Empfindungen äußert, dann wissen wir, dass wir die Dosis des Medikamentes erhöhen müssen oder auf ein stärkeres Medikament umstellen müssen. In der Fachsprache heißt das einen Menschen „einstellen".

Frage: Wie erfolgreich sind die Behandlungen?

Antwort: Das Problem bei jeder psychiatrischen Behandlung ist die so genannte Compliance des Patienten, also die Bereitschaft, sich behandeln zu lassen. Viele Patienten glauben nicht, dass es sich bei dem Nicht-Bastelnkönnen um einen schweren Defekt handelt. Insofern sind sie krankheitsuneinsichtig. Erschwerend kommt hinzu, dass sie oft nicht ohne ihre psychischen Empfindungen leben wollen und gegenüber der medikamentösen Behandlung behandlungsuneinsichtig sind. Von daher werden therapeutische Erfolge oft erst nach Jahren sichtbar, wenn die Patienten immer und immer wieder die gleichen Erfahrungen gemacht haben und dadurch quasi gezwungen sind, ihre eigenen unrealistischen Sichtweisen aufzugeben.

Frage: Welche Rolle spielen Zwangseinweisungen in der heutigen Psychiatrie?

Antwort: Aufgrund der eben geschilderten Krankheits- und Behandlungsuneinsichtigkeit der Patienten spielen sie leider eine sehr große Rolle. Dabei wissen die Betroffenen oft gar nicht, was sie sich selbst damit antun. Sie erhalten dadurch einen rechtlichen Status, den ich der Öffentlichkeit vielleicht am ehesten am Beispiel des Wahlrechtes verdeutlichen kann. Sie sind vom Wahlrecht ausgeschlossen, was sonst nur rechtskräftig verurteilte Landesverräter oder Subventionsbetrüger betrifft.

Frage: Können Sie uns noch mit etwas Zahlenmaterial versorgen, zum Beispiel mit Zahlen über Selbstmorde oder Straftaten psychisch Kranker?

Antwort: Es gibt Statistiken, die besagen, dass psychisch Kranke weit weniger Straftaten begehen als psychisch Gesunde. Aber wer wann welche Statistik zuletzt irgendwo erhoben hat, ist mir nicht bekannt. Ich kann Ihnen jedoch meine eigene Statistik vorzeigen, die ich seit etwa drei Jahren führe, weil ich der Meinung bin, dass statistisches Material notwendig ist, nicht zuletzt, um auch eine eigene Erfolgskontrolle zu haben.

In den vergangenen drei Jahren habe ich 110 Unterbringungen beantragt, die von den zuständigen Richtern ausnahmslos genehmigt worden sind. Davon waren 56 Menschen betroffen. Die Differenz von 110 zu 56 ergibt sich, weil ich einige Personen mehrmals unterbringen musste. Von den 56 von mir untergebrachten Personen sind inzwischen 14 zu Tode gekommen, straffällig wurden zwei. Da, wie Sie wissen, ausschließlich erhebliche Gefahren für Leib und Leben des Erkrankten oder von ihm ausgehende erhebliche Fremdgefährdungen die Unterbringung rechtfertigen, ergibt sich aus diesen Zahlen, dass ich das Leben von 42 Menschen durch die Unterbringung gerettet habe und 54 Menschen davor bewahrt habe, anderen Gewalt anzutun, und eine natürlich nicht berechenbare Anzahl von Menschen davor bewahrt habe, von ihnen angegriffen zu werden. Ich meine, diese Zahlen sprechen für sich.

Journalist: Herr Psychiater, wir danken Ihnen für das Gespräch.

Psychiater: Lassen Sie mich Ihnen bei dieser Gelegenheit eine Einladung zu unserem ‚Tag der Psychiatrie' überreichen. Auf dem Programm stehen die Westernbimmelbahn, ein Ballonwettbewerb, fetzige und rockige Musikbands, eine

Hüpfburg, ein Barfuß- und Erlebnispfad, Torwandschießen, Kinderschminken, Minigolf, eine Tombola, ein Flohmarkt ... Dazu gibt es Waffeln, Crepes, Bratwurst, Hot Dogs, Kaffee und Kuchen und viele weitere Attraktionen. Mit dem ‚Tag der Psychiatrie' wollen wir bei der gesunden Bevölkerung, die ja jederzeit auch krank werden kann, die sogenannten Schwellenängste abbauen. Sie werden es nicht glauben, aber die Normalbevölkerung hat in der Tat Angst vor der Psychiatrie.

28

Das Interview ist eine Fiktion aufgrund der Realität der psychiatrischen Praxis, zusammengestellt anhand von Berichten über psychiatrische Einrichtungen in der regionalen Presse. In der Psychiatrie sind alle Standards niedergerissen, allgemein gültige Standards einer humanen Gesellschaftsordnung. Selbstverständlichkeiten wie die, dass es Aufgabe der Medizin ist, Krankheiten zu lindern und zu heilen; dass es Aufgabe der Justiz ist, Recht zu sprechen; dass es Aufgabe der Politik ist, den Rechtsstaat auf- und auszubauen. Das Falsche ist zur Regel und das Richtige zum Zufall geworden.

Psychisch Kranke haben sich in Briefen zu meiner Kündigung geäußert, weil ich ihnen aufgrund der richtigen Diagnose habe helfen können. Wir hatten ein gemeinsames Interesse: Herauszufinden, was ihre psychische Problematik ist und wie sie aufgearbeitet werden kann. Und wir konnten es, weil es in der psychiatrischen Krankheitslehre wissenschaftliche Standards gibt. Es sind Beschreibungen von psychischen Einzelsymptomen und Symptomgruppen, die bestimmten Störungsbildern zugeordnet werden. Zu diesen Störungsbildern gibt es wissenschaftliche Erkenntnisse über die Behandlungsmöglichkeiten. Lediglich bei schizophrenen und affektiven Störungen ist ein psycho-pharmakologischer Behandlungseffekt nachgewiesen. Hunderte anderer psychischer Störungen können psychopharmakologisch nicht behandelt werden, sondern müssen psychotherapeutisch aufgearbeitet werden. Psychiatrische Diagnosen beruhen auf definierten Symptomgruppen und sind anhand dieser wissenschaftlichen Kriterien auch überprüfbar. Anhand der Diagnose ist überprüfbar, ob der chemische Eingriff in den Hirnstoffwechsel eines Menschen einen therapeutischen Nutzen hat oder ob er ein unzulässiger Eingriff in die körperliche und seelische Unversehrtheit eines Menschen ist.

Wie konnte das Falsche zur Regel und das Richtige zum Zufall werden? Weil Kontrollkriterien für die Psychiatrie nur wissenschaftlich erarbeitet werden können und die in der Praxis Tätigen kein Interesse daran haben. Weil sich die in der Justiz Tätigen zum Erfüllungsgehilfen machen. Weil Politik psychisch Kranke nicht schützt. Es wäre Aufgabe der Politik, die Erarbeitung wissenschaftlicher Kontrollkriterien einzufordern, um die Prinzipien der Rechtsstaatlichkeit auch für den Personenkreis der psychisch Kranken zu gewährleisten.

Die bisherigen Standards der Psychopathologie können psychische Störungen beschreiben, aber nicht erklären. Sie werden theoretisch und empirisch weiterentwickelt, das ist sicher. Es wird ein Wissen vom Menschen geben, vom Warum des psychischen Erlebens. – Auch vom Warum des psychischen Erlebens derjenigen, die das Leben anderer, auf welche Weise auch immer, zerstören.

29

Lebendig begraben
Von Christian Röhrig

Dieser Tage bedankte sich die Krankenkasse, in der ich Mitglied bin, für soundsoviel Jahre meiner Mitgliedschaft und für
das Vertrauen, das ich ihr über all die Jahre geschenkt habe.
Dem Schreiben lag eine Broschüre mit dem Titel „Lebendig"
bei. Sie sollte den Satz illustrieren: *Damals wie heute geht es
uns um den Schutz Ihrer Gesundheit und die erfolgreiche Behandlung von Krankheiten.* Eine andere Krankenkasse wirbt
als „Gesundheitskasse".

Mit beiden Krankenkassen sind wir wegen unserer Anzeige
von Menschenrechtsverletzungen in der Landesnervenklinik
in Kontakt getreten. Wir haben ihnen geschrieben, und ich
habe mit den zuständigen Sachbearbeitern gesprochen.
Schriftliche Stellungnahmen haben wir nie bekommen. So
ist die einzige Aussage, auf die wir uns beziehen können, eine
mündliche, die ich im Gespräch mit dem Sachbearbeiter der
Krankenkasse erhielt, in der ich versichert bin. Sie lautete
sinngemäß: Wir können nur in Einzelfällen tätig werden; eine
Zusammenstellung der Diagnosen der Landesnervenklinik ist
nicht möglich, da wir zur Zeit unsere Daten von Manualen auf
den Computer umstellen; eine derartige Zusatzaufgabe kann
ich unseren Mitarbeitern im Hause nicht zumuten. Wie sollte
ich ihnen erklären, zusätzliche Arbeit für Kassenmitglieder zu
erbringen, die sie als Irre betrachten.

Persönlich vorgesprochen hatte ich auch bei der stellvertretenden Fraktionsvorsitzenden der FDP im Landtag. Ihre
Kernaussage war: Den psychisch Kranken fehlt es halt an

einer Lobby. Um ihre zugesagte Stellungnahme baten wir sie schriftlich, zweimal und vergeblich. In einem letzten erinnernden Telefongespräch bemerkte sie kurz angebunden, ob wir noch nicht genug ablehnende Bescheide bekommen hätten.

Auf schriftliche Anfrage beim Fraktionsvorsitzenden der CDU im Landtag führte ich ein Gespräch mit einer Abgeordneten und einem wissenschaftlichen Mitarbeiter der Fraktion. Die Abgeordnete eröffnete das Gespräch damit, dass sie glaubte, mir das Gesetz und die Aufgaben des Petitionsausschusses erklären zu müssen. Das wissen wir alles schon, schließlich haben wir zwei Jahre unsere Erfahrungen mit dem Petitionsausschuss gemacht, hielt ich ihr entgegen. Ich sei hier, um mit ihr über unsere Anzeige von Menschenrechtsverletzungen in der Landesnervenklinik zu sprechen, die nicht untersucht worden sei. Die Abgeordnete erklärte das Gespräch für beendet, und der wissenschaftliche Mitarbeiter murmelte sich in den Bart, er fühle sich in seiner Menschenwürde verletzt.

Wem es noch nicht reicht und wer noch glaubt, in der Bundesrepublik Deutschland könne man über diesen Bereich mit irgendjemandem etwas klären, noch zwei allerletzte Beispiele. Eines aus meiner ersten und eines aus meiner letzten Erfahrung mit der Psychiatrie.

Während meines Psychologiestudiums war ein Praktikum in der Psychiatrie obligatorisch. In diesem Praktikum bekam ich Kontakt mit einem sogenannten „Wahnkranken". Er erzählte, nach allgemeinem Verständnis, Unsinn bzw. wirres Zeug. In mehreren persönlichen Gesprächen mit ihm hatte ich die Möglichkeit, seine Schilderungen zu strukturieren. Daraus ergab sich für mich ein eindeutiges neurologisches Störungsbild. Ich besorgte mir die spezielle wissenschaftliche Literatur, um anhand dieser und meiner Aufzeichnungen zur Symptomatik die Störung mit den Psychiatern zu besprechen. Die hatten aber alles andere zu tun, als sich mit der Materie auseinanderzusetzen. Das Ergebnis meiner Arbeit war, dass ich vom Chefarzt gefeuert wurde. Und sie konnten weiterhin voller Stolz überall erzählen, in ihrer Klinik dürften sich die Patienten die Spritzen selbst setzen.

Der letzte Akt, den ich leidvoll mit ansehen musste, war bei meinem Besuch von Frau Sch., die uns um Hilfe gebeten hatte, auf der gerontopsychiatrischen Abteilung der Landesnervenklinik. Beim Verlassen der Station kam ich an einer Gruppe vorüber, bestehend aus Patienten und dem Stationsarzt. Ohne es zu wollen, bekam ich Gesprächsfetzen zwischen einer Patientin und dem Stationsarzt mit. Entrüstet sagte die Patientin: „Kann man denn hier keinen logisch denkenden Menschen finden?" Die höhnische Antwort: „Das ausgerechnet von Ihnen. Sie halten sich wohl für besonders logisch."

In der Psychiatrie geht es um nichts mehr. Doch! Man hat die letzte Stufe der Barbarei erklommen, und ein erstes untrügliches Zeichen hierfür ist, wenn die Opfer immer wieder Opfer werden, bis jeglicher Widerstand gebrochen ist. Und das bei Menschen, die aufgrund ihrer psychischen Verfassung selbst wenig Widerstand setzen können. So müssen sie letztendlich zu Tätern an sich selbst werden, sind gezwungen, das System der Täter zu dem ihren zu machen. Ein zweites untrügliches Zeichen ist, wenn die Opfer zu Tätern werden und die Täter zu Opfern. Praktizierende Psychiater sind für ihr Tun selbst nicht mehr verantwortlich. Um diese unmenschlichen Verhältnisse weiter zu zementieren, stilisieren sie sich selbst zum Opfer, zum Opfer der Patienten und deren angeblicher Unfähigkeit, gesund zu werden. Mit dem Überstülpen einer falschen Diagnose lasten sie den wahren Opfern jegliches Geschehen als Realitätsverkennung an. So gelingt es ihnen reibungslos, sie bis zum „Geht-nicht-mehr" zu verstümmeln. Ihre einzige Professionalität liegt nur noch darin, sich selbst zu bereichern, während sie ihre Patienten in die Armut treiben. So läuft die Praxis, öffentlich legitimiert. Weil Psychiater nur noch per Zufallstreffer die richtige Diagnose stellen, chronifizieren die Patienten. Sie werden durch eine ständige Medikamentierung, die in der Regel nicht einmal indiziert ist, bei lebendigem Leibe begraben. Sie werden in ihrer Störung eingemauert, bis ihnen jegliche Fähigkeit zu einer vernünftigen Lebensbewältigung abhanden gekommen ist. Ihre schlimmste Qual ist es wohl, ein Lebenszeichen zu geben und festzustellen, dass ihm mit der immergleichen Ignoranz begegnet wird. Sie sind die Ausgesperrten, denen auf vergewaltigende Weise nahegelegt wird, sich nicht zu melden, jegliche Selbstbehauptung aufzugeben. Bestenfalls macht man ihnen noch ihre Anzahl zum Vorwurf. Zu viele seien sie, sie würden immer mehr, wo das noch alles hinführen solle.

So weit kann es eine rechtsstaatliche Gesellschaft nicht kommen lassen. Wer dieses Buch liest, wird aber feststellen, und die gängige Praxis belegt dies immer wieder, es ist so weit gekommen, denn niemand, keine verantwortliche Gruppierung steht den Opfern bei! Und die Öffentlichkeit ist „happy" in ihrer Betriebsamkeit, keine sogenannten störenden Elemente vorzufinden. Alle finden es gut, dass es ein Abstellgleis für diese Unberechenbaren gibt. Ihnen kann man alles antun, besonders im Namen des Fortschritts und der Zivilisation. Für diese sind sie ohnehin unbrauchbar geworden. Bis sich das Gegenteil erweisen wird. Einen Anfang soll dieses Buch machen. Psychisch Kranke sind Menschen, wenn man sie richtig behandelt, sowohl fachlich als auch menschlich, wie alle übrigen Erdenbewohner.

In was für einer Welt lassen wir sie völlig allein. In der das Falsche zur Regel wird und das Richtige nur zufällig ihren Weg kreuzt. Wie sollen sie jemals wieder imstande sein, ein erträgliches Leben zu führen. Freisprechen davon kann sich niemand mit der in Deutschland handelsüblichen Aussage: „Wir haben davon nichts gewusst." Oder: „Wenn der und jener es gewusst hätte, wäre so etwas nicht vorgekommen." Die Politik ist ihrer grundgesetzlichen Verpflichtung, das Leben ihrer Bürger zu schützen, was den Personenkreis der psychisch Kranken angeht, niemals nachgekommen. Die Forderung der UNO-Menschenrechtskonvention, dass der Staat für den besonderen Schutz der psychisch Kranken Sorge zu tragen hat, hat daran nichts zu ändern vermocht. Stattdessen reißt eine Praxis ein, bei der keiner mehr zuschauen kann, besäße er auch nur den geringsten Grad menschlichen Anstandes. Stattdessen befleißigt man sich darüber hinwegzusehen. Es ist wie immer, scheinbar für alle, alles in bester Ordnung. Und die Täter können sich öffentlich als Experten rühmen, wohl wissend, dass man ihnen nichts abverlangen wird. Sie können sich in Sicherheit wiegen, denn im Einverständnis mit der Allgemeinheit macht sich niemand die Hände schmutzig. Obwohl es keinen Menschen gibt, der nicht mit psychischen Schwierigkeiten konfrontiert wird, mag er eigene auch übergehen. Kein psychisch kranker Mensch hat das Los verdient, dem er in der heutigen psychiatrischen Praxis ausgesetzt ist. Es ist kein notwendiges, schicksalhaftes, krankheitsbedingtes Los, sondern ein gemachtes. Und die tagtägliche unerbittliche Botschaft im Namen aller ist: Es kann nicht anders sein, als es ist. Doch eines wird damit eindeutig: Es soll gar nicht anders sein als es ist. Die Gesellschaft will Menschen mit psychischen Erkrankungen mit allen Mitteln loswerden und jedes Mittel ist ihr dabei recht. Auch das letzte Häuflein Aufrechter wird mundtot, ja sogar gedankentot gemacht. Aber solche unmenschlichen Rechnungen dürfen nicht, werden nicht aufgehen.

Denn die Untaten enden nicht. Sie begeben sich jeden Tag vor unserer Haustür. Kinder bleiben nicht verschont. Obwohl wir alle doch bereit sind, gerade ihr junges Leben zu schützen. Der Fall G. in diesem Buch ist nicht die einzige Straftat, die an Kindern begangen wird, wobei die Behandlung und Begutachtung durch Psychiater eine entscheidende Rolle spielt. Die gesamte forensische Psychiatrie ist Beleg dafür, dass Straftaten nicht nach wissenschaftlichen Standards aufgearbeitet werden. Aufmerksam gemacht wird die Öffentlichkeit nur durch die sogenannten Skandale, wenn ein Freigänger oder Entlassener zum Wiederholungstäter geworden ist. Wer fragt aber nach den unzähligen übrigen anonymen Fällen? Wer fragt nach den Suiziden und warum sie passieren? Wer fragt nach den Lebensabstiegen von Menschen und danach, warum sie nie mehr eine Chance haben werden, ihre Situation zu ändern? Wer fragt danach, was die falsch indizierten Psychopharmaka bei den einzelnen Menschen anrichten, wann diese Menschen endgültig stillgelegt sind und nicht mehr „bap" sagen können? Wer fragt danach, dass zahlreiche gesunde Mörder in der Öffentlichkeit als Schizophrene etikettiert werden? Wer fragt danach, dass man Menschen als Geisteskranke stigmatisiert, obwohl sie es nie waren und nie sein werden, um sie als gemeingefährlich hinstellen zu können, bis zur endgültigen Verwahrung? Wer fragt nach dem Leid der Kinder, deren Eltern zu Opfern der Psychiatrie geworden sind? Ausgrenzung von Menschen durch Einsperren, die niemals straffällig geworden sind, müsste in jeder rechtsstaatlichen Gesellschaft zum Himmel schreien. Tut es aber nicht. Denjenigen, denen es widerfährt, geschieht es recht, denn sie verstehen uns nicht. Damit erübrigt sich jegliche Mühe, sie zu verstehen. Alles vergebliche Liebesmüh, auch nur einen Gedanken daran zu verschwenden.

Jedem von uns ist wahrscheinlich schon einmal ein mit Psychopharmaka vollgestopfter Mensch über den Weg gelaufen. Dass wir es nicht bemerken und verdrängen können, liegt ausschließlich daran, dass wir ihnen nicht mehr die Möglichkeit geben, uns zu erreichen, was uns gleichzeitig als Rechtfertigung dient, uns nicht mehr um sie zu bemühen. Sollen sie das Tal der Tränen durchschreiten, auch wenn sie daran ersticken. Ein Glück für sie, dass sie kein durchschnittliches Lebensalter erreichen. Hauptsache, uns entsteht kein Schaden.

Die Schäden für die Gesellschaft sind enorm, nicht nur materiell, auch wenn sie niemals festgehalten wurden. Es kann nicht sein, was nicht sein darf. Irgendeiner bezahlt es schon, nach dem Motto: Den Letzten beißen die Hunde. Es sind die ohnehin schon zu kurz Gekommenen. Einmal am Boden, können wir sie auch gleich einstampfen. Wir können uns sicher darauf verlassen, dass niemand es bemerkt. Der Weltenlauf war das immer schon. Stimmt nicht! Die Zwangsjacken konnten die „Irren" loswerden, aber eine Dauermedikation mit Psychopharmaka wird für jeden Menschen irgendwann zum Grab.

Wenn die mit Psychopharmaka vollgestopften Menschen

durch die Gegend stampfen, als trügen sie Eisenschuhe an den Füßen, wenn ihre körperliche und geistige Beweglichkeit mehr und mehr eingeschränkt wird und der sie einspinnende Kokon immer fester wird, weshalb sollte es uns interessieren. Damit haben wir nichts zu tun. Und mit dieser Haltung belegen wir, wie gleichgültig wir gegenüber unserem eigenen Leben geworden sind. Nimm dir den Spiegel im Gegenüber, und du brauchst dich selbst nicht mehr wahrzunehmen. Seelenlosigkeit wird zur Erfolgsmaxime einer inhumanen Gesellschaft.

Wollen wir es wirklich dabei belassen? Damit sich einige in der Verkommenheit sonnen können? Wenn nicht, hat jeder Mensch ein Recht darauf, in seiner psychischen Verfassung ernst genommen zu werden. Abschiebung kann dann niemals eine Lösung sein. Für Menschen, die an einer psychischen Störung oder Erkrankung leiden, würde es bedeuten, nicht mehr mit Vorurteilen in ihrem Selbst unterminiert zu werden; nicht mehr ständiger Diskriminierung ausgesetzt zu sein. Denn die Stigmatisierung psychisch kranker Menschen hilft nur den Tätern, Hand an sie zu legen und ungeschoren davonzukommen.

Als ich während der kurzen Dauer meiner Gutachtertätigkeit mit dem ersten realen Fall eines jahrelang unter Dauermedikation stehenden Menschen konfrontiert wurde, packte mich im wahrsten Sinne des Wortes das Grauen. Es war ein älterer Mann, der in einem Heim für geistig Behinderte leben musste. Zuvor hatte er, bis zum Tod der Mutter, mit ihr in einem Altenheim gelebt. Um den Fall zu explorieren, besuchte ich ihn im Heim. Er kam mir schon auf der Straße entgegen. Beim ersten Ansehen tauchte in mir der Gedanke auf: ‚Lernst du hier eine neue Form von Geistesgestörtheit kennen?' Der Gedanke verflüchtigte sich sofort, als er mich begrüßte und dabei anfasste. Das Häuflein Elend von Mensch war das Ergebnis von nicht indizierter Dauermedikation mit Psychopharmaka und von Verwahrung. Wäre seine psychische Problematik zu Anfang richtig diagnostiziert worden, wie ich es in meinem Gutachten ausbreitete, wäre er in der Lage gewesen, ein anderes Leben zu führen.

Das schlimmste Versäumnis ist: Menschliches Leben nicht zu achten. Es kann ein ganzes Leben unwiederbringlich kaputtmachen, wenn nie die Möglichkeit zur Korrektur besteht. Die Betroffenen wissen dies, auch wenn es ihnen noch so schlecht geht und sie vielleicht nicht in der Lage sind, ohne Hilfe ihre Potentiale freizulegen. Sie wissen auch, wer ihnen helfen kann. Die Autorin des Buches kann berichten, wie sich die Patienten bei ihren Besuchen in der Landesnervenklinik um sie scharten. Sie wollten wissen, warum sie in der Anstalt sind. Manche könnten auch, wenn man es denn zuließe, davon erzählen, was die Medikamente bei ihnen anrichten.

Es gibt allgemein festgehaltene Aussagen von psychisch kranken Menschen über den furchtbaren Alltag in der Psychiatrie. Das wahre Ausmaß dieser gesellschaftlichen Katastrophe kann aber erst ans Tageslicht treten, wenn man die unzähligen Einzelfälle, wenigstens anhand einer repräsentativen Stichprobe, und zwar Fall für Fall, dokumentieren würde. Grundlage dafür wäre, dass die Betroffenen ihr wirkliches Störungs- oder Krankheitsbild erfahren. Die richtige Diagnose ist die Voraussetzung dafür, dass die Patienten wieder Vertrauen fassen. Erst dann werden sie imstande sein, sich ihren Mitmenschen wieder mitzuteilen. Im Namen der unzähligen Opfer und im Anblick dessen, was man ihnen angetan hat, wäre es der erste Schritt, die unmenschliche

Praxis in Richtung Gesundheitswesen zu verändern. Für den Aufbau eines Kontrollsystems wäre eine solche Untersuchung eine unabdingbare Voraussetzung. Mit ihr würde sich das ganze Spektrum der Kontrollmöglichkeiten auftun. Die Herausforderung für jede Wissenschaft besteht darin, dass es ihr gelingt, an einer humanen Gesellschaft mitzuarbeiten, anstatt als Alibi für die angebliche Ausweglosigkeit gegenüber den bestehenden Missständen zu fungieren und Nichtstun zu beschönigen. Es gilt, nicht nur weiße Blätter zu füllen, sondern durch wissenschaftliche Erkenntnisse der psychiatrischen Praxis eine humane Gestalt zu geben.

30

Dokumente

Im Fall Michael Sch.: Das rechtskräftige Urteil des Landgerichtes vom 08.04.00

Im Fall Klaus-Dieter W.: Ein Gutachten der LNK vom 13.09.99, in welchem aus Vorgutachten zitiert wird; eine Stellungnahme von Eva Schwenk vom 26.11.99; der Befund eines schweren gemischten Schlaf-Apnoe-Syndroms vom 24.10.00

Im Fall Margit S.: Ihre schriftlichen Erinnerungen

Im Fall Andreas L.: Das Gutachten der LNK vom 12.06.96; ein Schreiben der Tagesklinik vom 12.05.97; ein Gutachten der LNK vom 24.04.97; ein Schreiben der Betreuerin an das Vormundschaftsgericht vom 07.05.97; der Befund der radiologischen Gemeinschaftspraxis vom 06.08.97; ein Schreiben der Tagesklinik vom 22.08.97; das Gutachten einer neurologischen Klinik vom 05.01.98.; eine Notiz des Vaters vom 21.02.97

Im Fall Hans-Willi L.: Ein Unterbringungsbeschluss vom 30.09.77; die Befunde eines städtischen Krankenhauses vom 08.03.90 und 18.01.91; ein Bericht der neurologischen Abteilung eines städtischen Krankenhauses vom 18.03.91; der Befund eines städtischen Krankenhauses vom 09.12.91; ein Bericht der LNK vom 17.11.92 und ein Arztbrief vom 15.10.93; ein Anhörungsprotokoll des Amtsgerichtes vom 17.11.92; ein Unterbringungsbeschluss vom 25.06.93; ein Anhörungsprotokoll des Amtsgerichtes vom 30.06.93; die Beschwerde gegen den Unterbringungsbeschluss vom

06.07.93; die Entscheidung des Landgerichtes vom 22.07.93; ein Anhörungsprotokoll vom 13.10.97; die Beschwerde der Mutter vom 17.10.97; ein Schreiben von Eva Schwenk an den Ärztlichen Direktor vom 19.10.97

Im Fall Doris J: Gutachten der LNK vom 18.06.91, 26.07.93 und 28.07.93; ein Unterbringungsbeschluss vom 22.06.93; ein psychologisches Gutachten vom 12.04.96; ein medizinisches Gutachten des Arbeitsamtes vom 23.10.95; Betreuungsberichte an das Vormundschaftsgericht vom 23.01.95, 10.01.96 und 22.07.96; ein Schreiben der Betreuerin an den Chefarzt der psychiatrischen Abteilung eines städtischen Krankenhauses vom 07.10.96; Arztbriefe des städtischen Krankenhauses vom 12.11.97 und 12.02.98; die gutachterliche Stellungnahme des Medizinischen Dienstes der Krankenkassen (MDK) vom 06.06.01; die Stellungnahme der Betreuerin vom 15.06.01 Es liegen vor: Das Schreiben der LNK an den Arbeitgeber der Betreuerin vom 09.02.96 und die Antwort des Arbeitgebers vom 26.04.96; die Antwort des Ministeriums für Arbeit, Soziales und Gesundheit vom 21.10.96; ein Schreiben der Staatskanzlei vom 24.03.97

Im Fall Corinna und Lukas G.: Eine Stellungnahme der Betreuerin an das Vormundschaftsgericht vom 03.11.95; Zeitungsberichte über den Tod von Lukas G. vom 04. und 05.09.97; ein Schreiben von Eva Schwenk an die Staatsanwaltschaft vom 19.09.97; ein Schreiben des Ministerpräsidenten an Eva Schwenk vom 30.09.97; eine Vermisstenmeldung vom 01.09.00

Es liegen vor: Ein Schreiben der Europäischen Menschen-rechtskommission vom 29.01.98; die Eingabe an den Petiti-onsausschuss vom 10.02.98; Briefe Betroffener zur Kündigung ihrer Betreuerin

Im Fall Gabi R.: Ein Schreiben des Gesundheitsamtes vom 16.03.82; ein richterlicher Aktenvermerk vom 14.11.86

Im Fall Bernd K.: Ein Antrag auf Betreuerbestellung der Werkstätten für Behinderte vom 29.04.96 und 26.07.96; der Beschluss über die Aufhebung der Betreuung vom 10.07.00; Grußkarten

Im Fall Sigrid W. und Reinhold H.: Ein Gutachten der LNK vom 12.10.93; ein richterlicher Anhörungsvermerk vom 24.11.93; ein Schreiben des Jugendamtes vom 14.11.97; der Entlassungsbericht einer soziotherapeutischen Einrichtung vom 07.11.94; eine gutachterliche Stellungnahme der LNK vom 10.01.95; ein Gesprächsprotokoll einer Ärztin der LNK über die Erkrankung des Reinhold H. vom 23.10.97

Es liegen vor: Der Leserbrief des Ärztlichen Direktors vom 24.04.85; das Urteil des Landesarbeitsgerichtes 11 Sa 1385/98; die Schriftsätze beider Parteien im Kündigungsprozess 6 Ca 1075/98; der Mitschnitt eines Radiointerviews mit ei-nem ehemaligen Vorstandsmitglied vom 03.04.01; die Schrei-ben des Bürgerbeauftragten vom 02.03.98 und 06.07.98; die Antwort der Staatskanzlei vom 10.07.98; die Antwort des Petitionsausschusses vom 15.09.98; die Schriftsätze beider Parteien in der Unterlassungsklage 1 O 300/99; die Schrei-ben der Landesrundfunkanstalt vom 17.03.99 und 01.04.99

Im Fall Carmen M.: Ein Gutachten der LNK vom 04.03.94; ein Unterbringungsbeschluss vom 30.04.92; eine gutachterliche Stellungnahme der LNK vom 27.09.94; das Anhörungsprotokoll vom 30.12.93; ein Schreiben der LNK an eine psychosomatische Fachklinik vom 11.11.94; der richterliche Aktenvermerk vom 19.10.95; ein Schreiben der LNK vom 17.10.95

Es liegen vor: Die Internetseite www.psychiatrieopfer.de; der Mitschnitt eines Radiointerviews mit dem Psychiatriereferenten vom 03.04.01; die Antwort des Justizministers vom 27.05.99; die Antwort der CDU-Landtagsfraktion vom 09.12.99; die Antwort der SPD-Landtagsfraktion vom 30.03.00; das Schreiben von Eva Schwenk an Abgeordnete vom 24.01.00; die Antwort der Bundesgeschäftsstelle der FDP vom 21.09.00; die Schreiben des Beauftragten der Bundesregierung für die Belange der Behinderten vom 30.06.00 und 07.11.00; die Antwort eines Professors für Politikwissenschaften vom 28.03.00; eines Professors für Rechtswissenschaften vom 26.03.02; die Antwort einer Menschenrechtsorganisation vom 15.03.00; die Antwort des Bundeskanzleramtes vom 17.10.02; eine Informationsschrift des Ärztlichen Direktors vom 01.08.95; der Bericht der Betreuerin vom 15.09.99; die Antworten eines Rundfunksenders vom 28.03.00, eines Verlagshauses vom 07.07.99, eines Rundfunksenders vom 14.04.99, eines Rundfunksenders vom 05.04.00, einer Zeitschrift vom 17.02.00, einer Fachzeitschrift vom 08.02.00, einer Fernsehanstalt vom 16.06.00, eines Rundfunksenders vom 02.02.01, das Schreiben von Eva Schwenk an einen Journalisten vom 29.04.02

Im Fall Uwe H.: Das Urteil des Amtsgerichtes Js 3542/84 jug – 4 Ls (41/84); das Gutachten der Uniklinik vom 29.10.84; der Arztbrief eines Psychiaters vom 15.11.84; das Schreiben der Rechtsanwältin vom 18.11.84; das Anhörungsprotokoll des Amtsgerichtes vom 17.08.87; der Beschluss des Amtsgrichtes vom 07.09.87; das Gutachten der LNK vom 04.05.93; die Gutachten des Chefarztes der psychiatrischen Abteilung eines städtischen Krankenhauses vom 16.02.97 und 07.05.97; der Beschluss des Landgerichtes vom 28.11.96; das Schreiben der LNK vom 13.11.96; das Urteil des Landgerichtes 1006 Js 75/97 – KLs; das Schreiben des Uwe H. an die Präsidentin des Landgerichtes vom 15.05.02

Es liegen vor: Das Protokoll der 18. Sitzung des Landtages vom 17.08.89; die Landtagsdrucksache 13/4570 vom 06.08.99

Im Fall Christel Sch.: Der Unterbringungsbeschluss vom 17.12.02; die Beschwerde von Christel Sch. vom 20.12.02; der Beschluss des Landgerichtes vom 02.01.03; das Gutachten des Gesundheitsamtes vom 17.12.02

Es liegen vor: Der Obduktionsbefund eines Patienten der LNK vom 16.12.96; das Schreiben der LNK an die Witwe vom 02.01.97